Selja Ahava
Der Tag, an dem ein Wal durch London schwamm

PIPER

Zu diesem Buch

»Wäre es möglich, Augenblicke einzufrieren, würde ich diesen in eine Plastikdose legen. Dann könnte man den Winter über davon zehren.« Nach dem Verlust ihrer großen Liebe Antti fühlt sich auch Anna selbst wie aus der Welt gefallen: Als es ihr immer weniger gelingt, ihre Erinnerungen festzuhalten, und ihr Gedächtnis langsam unzuverlässiger wird, klammert sie sich an Wortlisten und erfindet Wörter für Dinge, die keinen Namen haben. Mit den Jahren trotzt sie den Zumutungen des Alltags mehr und mehr mit ihrer Vorstellungskraft. Als alte Frau schließlich blickt Anna zurück auf ihr Leben, so, wie sie sich daran erinnert, an schöne wie an schwere Momente, an die Zeit in Finnland wie auch an den Neuanfang mit Thomas in England. Vor allem denkt sie an ihr Häuschen mit den blauen Vorhängen auf einer Schäreninsel, inmitten von Möwen, Schilf und krummen Kiefern, wo sie die Sommer mit Antti verbrachte – und natürlich an den Tag, an dem ein Wal durch London schwamm …

Selja Ahava, 1947 geboren, studierte Dramaturgie an der Theaterhochschule Helsinki und schrieb Drehbücher für Filme und Fernsehserien sowie Hörbücher, bevor sie mit »Der Tag, an dem ein Wal durch London schwamm« ihren ersten Roman veröffentlichte. Sie hat fünf Jahre in London verbracht und lebt seit ihrer Rückkehr nach Finnland mit ihrer Familie in Porvoo.

Selja Ahava

DER TAG, AN DEM EIN WAL DURCH LONDON SCHWAMM

Roman

Übersetzung aus dem Finnischen
von Stefan Moster

PIPER

Mehr über unsere Autoren und Bücher:
www.piper.de

MIX
Papier aus verantwortungsvollen Quellen
FSC® C083411

Ungekürzte Taschenbuchausgabe
ISBN 978-3-492-31257-8
Piper Verlag GmbH, München 2018
Juli 2018

Titel der finnischen Originalausgabe:
»Eksyneen muistikirja«, Gummerus, Helsinki 2010

Umschlaggestaltung: zero-media.net, München
nach einem Entwurf von Simone Hoschack, mareverlag
Umschlagabbildung: Marta Orlowska
Satz: Farnschläder & Mahlstedt, Hamburg
Gesetzt aus der Guardi LT Std
Druck und Bindung: CPI books GmbH, Leck
Printed in the EU

Für meine Großeltern
Laura und Kalle

Es gibt keine einheitliche Geschichte,
es gibt erleuchtete Augenblicke,
und der Rest ist Finsternis.

Jeanette Winterson

Teil I

1

Anna war schon eine alte Frau, als Gott endlich wiederkam. Die Tür von Zimmer 12 ging auf, und ein riesiger goldener Blumenstrauß schob sich herein.

»Na, Mädchen, wie geht's?« Gott lächelte und kam direkt auf das Bett zu. Anna richtete sich auf und sah den Besucher an. Gott hatte sich kaum verändert.

»Ich bin kein Mädchen mehr«, murmelte Anna.

Gott nahm auf dem Besucherstuhl Platz. Der Kunstlederbezug gab ein zischendes Geräusch von sich, als die Luft aus der Polsterung entwich. Dann legte Gott den Blumenstrauß in Annas Arme. Er war riesig. Er roch nach Sommer und regenfrischem Gebüsch, und er war so goldgelb, dass es in den Augen wehtat. Anna drückte das Gesicht in den Strauß und atmete tief ein. Ihr traten Tränen in die Augen.

»Schön, Besuch zu haben. Ich habe aber auch schon gewartet.«

Gott streichelte ihre Hand, und Anna schloss kurz die Augen. Sie lag in einer Hängematte, es duftete nach Mädesüß, und die streichelnde Hand war kühl und trocken. Der Wind wehte aus Südwesten, kaum mehr als fünf Meter pro Sekunde. An der Uferlinie stieß ein Flussuferläufer traurige Seufzer aus.

»Niemand ist hier gewesen, nicht mal, um frische Kleider zu bringen, stell dir vor«, murmelte Anna leise. »Sie haben alle meine Sachen verschlampt.«

»Herrliches Wetter draußen«, sagte Gott.

Anna machte die Augen auf und blickte zum Fenster. Zimmer 12 auf der Bettenstation von Haus Rosenhügel lag nach Norden hin, sie sah die Sonne erst abends, wenn sie unterging, und auch dann nur, wenn die Jalousien offen waren. Ihr Bett war vom Fenster aus gesehen das zweite, und Frau Kuronen, die neben ihr lag, erlaubte nicht, dass man das Fenster öffnete, auch wenn die Luft im Zimmer noch so stand. Sie fing sofort an zu quengeln und zu jammern. Sie glaubte, es sei Winter. Jedes Mal, wenn die Tür für den Essenswagen oder einen Rollstuhl aufging, rief sie: »Tür zu, es schneit rein!«

»Es wäre schön, die Sonne zu sehen.«

»Na, dann machen wir doch einfach einen Spaziergang«, sagte Gott.

Ein Spaziergang. Das klang gut. Anna hatte das Gefühl, schon so lange gelegen zu haben, dass ihr bereits Fell wuchs. Gott reichte ihr die Hand und zog sie hoch. Hops, und Anna stand. Untergehakt verließen sie den Raum.

In einem Arm hatte Anna den goldenen Blumenstrauß, mit dem anderen hielt sie sich an Gottes Arm fest. Gott machte ihr die Türen auf, und sie gingen durchs Treppenhaus und dann weiter auf Station 15.

»Das geht ja prächtig vorwärts«, meinte Anna mit einem Lächeln in Richtung der Schwester, die ihnen entgegenkam.

»Bald kommt die Zwischenmahlzeit«, erinnerte die Schwester sie. »Rhabarberkompott gibt's heute.«

Aber das Kompott interessierte Anna nicht. Sie wollte

hören, was es Neues auf der Welt gab. Und Gott erzählte es ihr, sobald sie wieder unter sich waren.

»Die Stiefmütterchen blühen. Auch vor deinem Sommerhäuschen hat sich ein blauer Teppich gebildet«, erzählte er.

»Ach je!«, seufzte Anna zufrieden.

»Und das Eis hat den Steg an der Sakkoniemi-Landzunge mitgerissen.«

»Was habe ich gesagt! An der Stelle hat noch kein Steg das Frühjahrseis ausgehalten.«

»Er liegt komplett in der Bucht im Erlengestrüpp, und der Wellenbrecher ist auch kaputt.«

»So ein Mist«, sagte Anna auf einmal und schaute auf ihre Füße. »Ich hab schon wieder vergessen, Schuhe anzuziehen.«

»Was soll's. Ich gehe auch immer so«, sagte Gott und hob seinen Umhang etwas an. Weiße Socken blitzten hervor.

»Na dann«, meinte Anna und ging weiter. »Hier ermahnen sie einen immer wegen der Schuhe.«

»Es ist angenehm, auf Strümpfen zu gehen«, beteuerte Gott.

Ein Gang folgte auf den anderen. Zwischendurch wechselten sie das Stockwerk. Überall war das Personal freundlich und bewunderte Annas Blumenstrauß. Schließlich fanden sie einen Balkon, der nach Süden ging. Anna legte das Blumenbüschel auf dem grünen Plastiktisch ab und lehnte sich ans Geländer. Die Sonne wärmte das Gesicht, es ging ein milder Frühlingswind. Irgendwo klimperte eine Kohlmeise, und in den Regenrinnen plätscherte das Wasser.

»Jetzt hat man endlich Luft zum Atmen«, sagte Anna.

Hinter den Birken konnte man den Stadtrand sehen, eine Straße und ein Haus, dahinter einen Sportplatz, Öltanks und dahinter wiederum das Meer. Anna schaute zum Horizont. Sie konnte gerade so ihre Insel erkennen. Dort lag sie zwischen den anderen, eine grüne Erhebung, in deren Mitte die rot-gelbe Fahrwassermarkierung aufragte.

»Hör mal«, sagte Anna. »Du hast nicht zufällig eine Zigarette?«

Gott grub in den Taschen seines Umhangs und hielt Anna dann eine Schachtel Zigaretten hin. Sie zündete sich eine an, schmeckte zufrieden den Qualm und ließ ihn langsam entweichen.

»Du hättest mich auch früher besuchen kommen können.«

»So lange ist es auch wieder nicht her, dass ich zuletzt bei dir war«, erwiderte Gott.

»Das sagen sie alle.«

Anna schwieg eine Weile, kostete noch einmal von der Zigarette und drückte sie dann am Geländer aus. Mehr ließ ihre Verfassung nicht zu.

»Mein Gedächtnis funktioniert nicht mehr. Das ist es, nicht wahr?«

Gott nickte.

»Früher musste ich nach ein, zwei Wörtern suchen. Heute kommen mir ganze Gedanken abhanden. Aber ich habe Erinnerungen«, sagte Anna und blickte Gott vorsichtig an.

»Selbstverständlich«, antwortete er.

»Verrückt will ich nicht werden.«

Die ganze Station war voller alter Frauen, aus deren Geschichten keiner schlau wurde. Anna versuchte wenigstens, sich kultiviert zu benehmen. Sie machte höchstens mal eine falsche Zimmertür auf oder ging ohne das richtige Kleidungsstück nach draußen.

Sie wusste durchaus, womit es angefangen hatte. Alles

hatte seine Ordnung gehabt, bis sie in den Wald gegangen war und die im Schlaf erfrorene Frau gefunden hatte. Seitdem kamen ihr Bilder in den Sinn, die aus ihren Halterungen sprangen und Anna mitrissen. Auch jetzt, als sie Gott von der Frau erzählen wollte, merkte sie, dass sie an einen anderen Winterschlaf dachte, an einen fernen Winter vor Prinzessin Diana, an ihren eigenen Winterschlaf. Danach fiel ihr Antti ein, dann die Affenmutter, die ihr totes Junges mit sich schleppte, dann der Hund, der auf die schlafende Anna gesprungen war, das Zeitungsfoto von dem Jungen und den Hunden …

Und plötzlich saß Anna wieder auf dem Holzschemel, sah Antti an und notierte die Nummer der gerade gefilmten Szene. Iwans Adoptivmutter brachte das Teetablett und Koteletts aus der Küche, der Kameramann legte die Kamera auf dem Oberschenkel ab, und Antti nickte dem Jungen und dem Dolmetscher zu, zum Zeichen, dass jetzt Pause gemacht wurde. Iwan sprang vom Sofa, behände wie ein Tier, und dabei fiel ihm der zur Seite gekämmte Pony in die Augen. Antti fuhr dem Jungen sanft durchs Haar. Durch die selbst gehäkelten Spitzengardinen sah Anna, dass es draußen leicht schneite. Eine alte Frau aus der Nachbarschaft ging mit der Mülltüte in der Hand am Fenster vorbei.

»Nein, dort hat es nicht angefangen«, schnaubte Anna. »Jetzt ist es wieder weg.«

»Sprichst du von Moskau?«, fragte Gott.

»Ja. Aber dort war es nicht.«

»Wie auch immer«, tröstete Gott sie. »Gehen wir noch ein Stück?«

Aber Anna schüttelte den Kopf. Sie war müde und ärgerte sich, sie wollte wieder ins Bett. Oder? Ihr Bett stand im grünen mehrgeschossigen Haus in der Pormestarintie, gleich da drüben schimmerte es hinter den Bäumen hervor, aber jetzt waren sie auf der Station. Alle hatten sie vergessen, niemand kam sie besuchen. Diese Nichtsnutze.

2 Anna war die Zeit zwischen den Händen zerfallen. Wie eine Flickendecke lag sie auf ihren Knien, alle Stücke gleich groß und gleich weit voneinander entfernt. Anna betrachtete sie verwundert, ohne darin eine größere Logik zu erkennen.

Manchmal stiegen Teilchen der Erinnerung vom Krankenbett in die Luft auf, fingen an zu tanzen und gerieten kreuz und quer durcheinander. Dann musste Anna lachen, und sie erzählte der neben ihr liegenden Frau Kuronen von dem englischen Weihnachtspudding, der zuerst fünf Jahre unter dem Bett aufbewahrt und dann mithilfe von Brandy angezündet wurde. Oder davon, wie die jungen Fledermäuse aus dem Schornstein ins Wohnzimmer fielen und in ihrer Not unters Sofa krochen, um sich dort zu verstecken. Oder wie der Notenschlüssel einmal aufgeflogen war, die Farbe gewechselt hatte und ihr dann in den Mund geflutscht war.

»Hast du deine Tabletten nicht genommen?«, brummte Frau Kuronen.

»Pah«, erwiderte Anna. »Ich weiß, was hier vorgeht. Dabei ist es fantastisch. Diese kleinen Teile fliegen umher, wie es ihnen gerade einfällt.«

Beim Blick auf die Flickendecke war sich Anna einer Sache ziemlich sicher: Am Anfang war die Insel. Irgendwo dort am Anfang war sie. Und dorthin versuchte sie zurückzukehren, wenn alles andere um sie herum durcheinandergeriet oder davonflog.

Auf der Insel gab es einen flachen, blassroten Felsen, zwei Froschteiche, hier und da hingeworfene Findlinge und in einer Richtung den leeren Horizont. Zähe, krumme Kiefern wuchsen gegen den Südwestwind, alle Äste waren mit dem Wind gebogen. Vor den Kiefern lag Kies, an den sich ein Bereich mit größeren Steinen anschloss, der sich bis ins langsam tiefer werdende Wasser hinein fortsetzte.

Das Frühjahrseis drehte einzelne Steinbrocken wie zum Spaß um. Anna erinnerte sich, dass einer der Steine am Ufer das Gesicht eines Mannes hatte. Entweder es war dieses Ufer oder die andere Seite der Südspitze, aber egal. Die Oberseite des Steins schaute ein wenig traurig nach rechts, der Mund war ernst, die Nase kräftig. Auch ihn hatte das Eis umgedreht, und Anna konnte das Gesicht nicht mehr erkennen. Sie wusste nur, dass auf der Unterseite des Steins ein trauriger Mann auf den feuchten Boden starrte.

Das Häuschen stand neben dem Felsen. Vom Meer aus konnte man es im Sommer nicht sehen, aber wenn die Blätter weg waren, leuchtete das Blechdach zwischen den Bäumen. Vor dem Häuschen breitete sich ein zweites Geröllfeld aus, wo zwischen den Steinen Mädesüß, Schilf und fünf hartnäckige Erlen wuchsen.

Auch Antti war auf der Insel gewesen.

Antti saß auf der Veranda, ein Buch in der Hand, kalt gewordenen Kaffee in der Tasse, und las Anna vor. Bisweilen ging er bis ans Ende der Südspitze, um aufs Meer zu schauen und den Wind zu messen. Er hielt den Windmesser in die Höhe und stand da wie die Freiheitsstatue mit ihrer Fackel.

Er hatte dichtes blondes Haar, das kräftig in die Stirn herabwuchs und oben in die Luft stand, vor allem, wenn er nach der Sauna mit nassen Haaren schlafen gegangen war. Vielleicht war Anttis Blick so scharf, weil immer Haare davor waren. Hin und wieder blies er sie nach oben und schuf den Augen Platz. Schon als Kind hatte er das so gemacht. Seine Haut hatte die Farbe der Inselfelsen, von blassen Sommersprossen gesprenkelt, vom Wetter aufgeraut. Mit den Jahren war sein Bart rot geworden, und in den Augenwinkeln waren Bräunungsfalten entstanden.

Der Felsen gehörte zur Insel, und Antti gehörte zu Annas Leben. Er war der Sohn der Biologielehrerin und von der Volksschule an in Annas Klasse gewesen. Im Grunde hatte sie das Gefühl, als wäre Antti immer irgendwo in der Nähe gewesen, mit ernsten Augen die anderen beobachtend, an einem Stift oder einem Stück Holz lutschend. Und auch wenn sie sich in der Schule noch nicht besonders gut gekannt hatten, tobten sie doch durch dieselben Klassenausflüge, waren vor denselben Klassenarbeiten nervös, schossen im selben Jahr in die Höhe, liebten dieselbe Finnischlehrerin, probierten das Zigarettenrauchen hinter demselben Trafohäuschen aus, kannten die Freunde und Familie des anderen.

Als sie an die Universität kamen, wurden sie ein Paar. Im dritten Studienjahr renovierten sie das alte Sommerhäuschen, und jedes Frühjahr, wenn das Eis geschmolzen war, ruderten sie mit dem Boot, das sie als Verlobungsgeschenk bekommen hatten, zur Insel.

Die Hunde wechselten mit den Jahren, aber alle jagten nach Vögeln, alle gruben nach Wühlmäusen. Einer wurde von einem Gänsesägerweibchen ertränkt, dessentwegen er zu weit hinausgeschwommen war, direkt aufs offene Meer und auf die Sowjetunion zu. Anna und Antti brüllten sich auf dem Felsen die Kehlen heiser. Antti watete ins Wasser, stieg auf einen Uferstein, warf mit Kieseln und lockte den Hund mit einem Stock. Anna versuchte es mit einer Wurst, dann drohte sie dem Hund und verfluchte ihn und den Gänsesäger, demütigte sich vor aller Augen. Auch wenn niemand zusah, außer Antti, der neben ihr stand und ebenfalls schrie. Wäre damals nur das Ruderboot in der Nähe gewesen, aber das hatten sie wegen des Sturms am anderen Ufer gelassen. Und dann war der Hund plötzlich verschwunden, untergegangen. Die beiden Male, die er ins Zögern geraten und langsamer geworden war, hatte das Gänsesägerweibchen genutzt, um sich umzudrehen, näher heranzuschwimmen und ihn mit Pra-pra-pra-Rufen zu einem neuen Angriff zu reizen.

Den ganzen Abend saßen Anna und Antti am Ufer und warteten, falls der Hund doch noch auftauchte. Sich schämend, mit hängendem Kopf und klatschnassem Fell, mit seiner ganzen entblößten Köternatur. Aber nein, der Hund war verloren.

Von da an hatte Anna die Gänsesäger gehasst, so sehr, dass sich ihr alle Härchen aufrichteten, wenn sie nur das Pra-pra-pra am Ufer hörte. Wenn eine Mantelmöwe sich auf eine Gänsesägerbrut stürzte, saß Anna auf der Veranda und hoffte, es würde der Möwe gelingen, sich möglichst viele Junge zu schnappen. Und wenn ein einzelnes Gänsesägerjunges sich aus der Schar verirrt hatte und am Morgen nach einem Sturm an der Uferlinie entlangschwamm, auf der Suche nach der Mutter, hin und her und hin und her, und dabei verzweifelt piepte und immer müder wurde, konnte das Annas Herz ebenfalls nicht erweichen, oder höchstens ein ganz kleines bisschen.

Es gab Morgen, an denen Antti in der Stadt war und Anna alleine mit dem Hund aufwachte. Dann kochte sie Kaffee, hörte die Nachrichten, sah auf die Uhr und dachte, noch vierzehn Stunden, und ich kann wieder schlafen gehen. An solchen Morgen saß sie auf der Veranda, schaute vor sich hin und dachte schlicht und einfach: Stein, Birke, Gras, Stuhl. Stein, Birke, Gras, Stuhl.

3 Polizisten holten Anna aus dem Wald. Sie war unterkühlt und hatte das Gefühl in den Zehen verloren, obwohl sie eine Jacke aus Wollstoff und gefütterte Stiefel trug. Der Frost und die vollgepinkelten Hosen hatten das angerichtet.

Zuerst schämte sich Anna so sehr, dass sie daran dachte, zu fliehen, aber als der jüngere Polizist sie »Dame« nannte, ihr eine Wolldecke umhängte und ihr einen Kaffee versprach, änderte sie ihre Meinung und ließ sich zum Wagen führen.

Auf dem Polizeirevier wurde ihr klar, dass sie sich nicht an ihre Adresse erinnern konnte. Sie bat um ein Telefonbuch, schlug es aber bei den Änderungsschneidereien auf und wusste selbst nicht mehr, was sie tat. Eine Polizistin brachte ihr trockene Kleider und eine Tüte, in der sie ihre eigenen Sachen verstauen konnte. Niemand sagte etwas über die nasse Hose, was Anna erleichterte.

»Die kommt in die Reinigung«, murmelte sie und klappte das Telefonbuch zu.

Das Missgeschick war passiert, weil sie beim Spazieren im Wald auf die Leiche getreten, in den Schnee gefallen und mit dem Kopf auf einem Stück Eis aufgeschlagen war. Genau genommen hatte sie gar nicht begriffen, worauf sie da getreten war, die Waden der Leiche hatten sich angefühlt wie Wurzeln. Erst als sie aufstand, sich umdrehte und zu Boden blickte, erkannte sie, dass da eine tote Frau im Schnee lag. Und da pinkelte sie in die Hose.

Die Frau war ungefähr vierzig, hatte dunkle Haare und trug einen cremefarbenen Mantel. Wegen des Mantels war sie so schwer zu sehen gewesen, zumal schon eine dünne Schneeschicht die Erde und die Frau bedeckte. Der Schnee hatte sich in den Falten des Mantels angesammelt, im Kragen und im Ohr und auf der Schläfe der Frau. Mit dem Schnee hatte es auch zu tun, dass die Frau so kalt und tot aussah.

Die Augen waren geschlossen. Dünner Reif überzog die Gesichtshaut, als wüchse der Frau weißer Flaum oder ein Bart. Sie lag in Embryohaltung auf der Seite, die eine Hand zwischen den Oberschenkeln, die andere wie ein Kissen unter dem Kopf. Der Eindruck des Stillstands wurde nur von der dunklen Haarsträhne gestört, die von der Wange bis zur Stirn quer über das Gesicht fiel und sich leicht im Wind regte. Sie sah verblüffend schwarz und lebendig aus in all dem Weiß.

Anna starrte auf die Tote, dann rannte sie los. Sie musste nach Hause, die Unterhose wechseln. Sie rannte blindlings in den Wald, scherte sich nicht um den Schnee, der ihr in die Stiefel drang und von den Ästen in den Nacken fiel. Unterwegs verlor sie einen Handschuh. Als sie wieder auf dem Fußweg war, der im Winter zum Skilaufen benutzt wurde, hatte sie keine Ahnung mehr, in welche Richtung sie sich wenden sollte. Da stand sie dann mitten auf der Loipe und schaute unsicher nach links und rechts.

»Simo! Simo!«, rief es hinter dem Hügel, und wenig später tauchte ein Jagdhund auf. Er schoss direkt auf Anna zu und schnupperte an ihrer gefütterten Hose. Hinter dem Hund kam ein junger Mann angerannt und rief den Hund zu sich.

Anna flüchtete, worauf der Hund ihr natürlich nachsetzte, ebenso der junge Mann. Erst als dieser den Hund an der Leine hatte und Anna verschnaufen musste, konnte sie sagen: »Da drüben liegt eine tote Frau.«

Dann folgten ein Telefongespräch, der Gang in den Wald, das Warten auf die Polizei, ein wütender Skiläufer, weitere Telefonate, die warme Wolldecke und das Polizeiauto. Schließlich landete Anna auf dem Polizeirevier, wo sie trockene Kleider und warme Suppe bekam. Man wickelte ihr eine dicke Decke um die Beine und schob ihr ein Wärmekissen unter die Füße.

Eine Polizistin mittleren Alters kam mit einer Karte ins Zimmer und stellte sich als Polizeimeisterin Tuomainen vor. Sie setzte sich Anna gegenüber an den Tisch und breitete eine Karte aus. Sie war eine breitschultrige Frau mit großem Busen, eine Frau mit kräftiger Umarmung, auf deren Schoß man bestimmt gern saß. Anna kam sich in ihrem Wolldeckenpaket wie ein kleines Mädchen vor. Aus dem Kissen unter ihren Füßen stieg Wärme auf, die sie ganz matt werden ließ.

»Ist es Ihnen recht, Frau Lehtonen, wenn wir Ihre Angaben aufnehmen?«

Anna nickte und blickte unsicher auf das Formular vor der Polizistin.

»Ich habe meine Brille zu Hause gelassen.«

»Ich kann das aufschreiben. Adresse?«

Anna bat um einen zweiten Teller Suppe.

»Es war so kalt heute Morgen«, erklärte sie und gab dem Mann, der in den Raum gekommen war, den Teller. »Mein

Thermometer hat minus vier angezeigt, aber das zeigt immer eher zu wenig an.«

Dann fiel ihr plötzlich ein, dass Piironen im Stockwerk unter ihr das Küchenfenster immer sperrangelweit offen stehen und dadurch das Thermometer steigen ließ. Anna hatte sich deswegen schon beschwert, aber es half nichts.

»Pormestarintie 3B 24«, seufzte sie dann erleichtert.

»Beim Altenheim?«

»Auf der anderen Straßenseite.«

»Das war dann aber ein ganz schönes Stück, wenn Sie um neun Uhr losgegangen sind.«

»Wie spät ist es?«

»Gleich halb drei. Harri Niemelä hat uns um eins angerufen.«

Anna sah die Polizistin erstaunt an. Sie hatte geglaubt, einen kurzen Morgenspaziergang gemacht zu haben, und jetzt war es auf einmal Nachmittag. Kein Wunder, dass ihr kalt wurde. Sie zog die Wolldecke fester um sich.

»Ich muss mich verlaufen haben.«

Sie sah die Polizistin einen Blick mit dem Mann tauschen, der die Suppe brachte.

»Und Sie haben im Wald tatsächlich eine Leiche gesehen?«

Jetzt glaubten sie ihr nicht einmal mehr. Sollten sie doch selbst nachsehen, sollten sie den Spuren folgen. Was stellten sie ihr Fragen, wenn sie ihr doch nicht glaubten? Anna schlürfte ihre Suppe und antwortete nicht.

»Und die Leiche, die Sie gesehen haben, war komplett gefroren? Konnten Sie etwas erkennen, was auf die Todesursache hindeutete?«

»Sie hielt Winterschlaf«, meinte Anna.

»Vielleicht ist es das Beste, wenn wir Sie jetzt nach Hause bringen.«

»Und die Vernehmung?«, fragte Anna.

»Schauen wir erst mal, was wir im Wald finden.«

4

In der Nacht saß Anna in der dunklen Küche und dachte an die tote Frau. An die Hand unter dem Kopf, an das hart gefrorene Bein, an die Augenbrauen und den Eisflaum über den Augen. Sie schlief in der gleichen Haltung, aber jetzt wollte der Schlaf nicht kommen. Sie musste immer wieder daran denken, wie hart sich Oberschenkel und Wade der Frau angefühlt hatten. Als wären Hosenbein und Strumpf über ein Stück Holz gezogen worden. Anna nahm eine in blauem Papier verpackte Tafel Fazer-Schokolade aus der Schublade und brach eine Rippe ab.

Dann dachte sie an die Männer, die auf Eisschollen trieben und rohen Fisch und Schnee aßen und tagaus, tagein nach dem Rand des festen Eises Ausschau hielten. In Sibirien wurden viele Geschichten über diese Männer, die sich auf dem Meer verirrt hatten, erzählt. Sie stellte sich vor, wie ihnen die Pelze allmählich an der Haut festwuchsen und die Bärte ihre Gesichter verdeckten. Wie sie schließlich das Festland erreichten und nicht mehr auf zwei Beinen gingen, sondern mit gekrümmten Beinen und gebogenen Schultern die Haltung von Tieren angenommen hatten. Wie sie in ihre Dörfer zurückkehrten und dort das ganze Vieh töteten. So wie die Mädchen, die man in Indien gefunden hatte, deren

Beine nicht mehr gerade wurden, weil sie fast zehn Jahre unter Wölfen gelebt hatten. Nein, das war etwas anderes.

Anna wusste, warum die Frau im Wald gestorben war. Sie hätte sagen können: Die Kälte hat ihr einen Streich gespielt. Sie hätte sagen können: Auf den Winterschlaf muss man sich richtig vorbereiten, man kann nicht einfach so einschlafen, mit leerem Magen und in gewöhnlichen Kleidern. Aber vielleicht hatte die Frau gar nicht einschlafen wollen. Vielleicht war sie schon lange müde gewesen, ohne es selbst zu begreifen. Die alltäglichen Verrichtungen waren ihr schwergefallen, Tag für Tag war sie langsamer geworden. Vielleicht hatte sie sich nur hingesetzt, Rast gemacht, um die Landschaft zu betrachten, und dann hatte es plötzlich zu lange gedauert. So wie Annas Spaziergang. Vier Stunden später konnte die Frau nicht mehr aufstehen, der Boden unter ihren Füßen war weich und warm geworden, sie legte sich hin und dachte: Nur ein kleines Mittagsschläfchen. Und bevor sie sich's versah, überzuckerte der Schnee ihren Mantel.

Doch, so etwas kam vor. Zuerst war einem alles vertraut. Aber es brauchte nur einen Ausrutscher, einen kleinen Schritt zur Seite, eine Störung, einen Bruch im Eis, der die Scholle davontreiben ließ, und schon wurde das Vertraute fremd. Eine Leiche im Wald. Ein Wolf am Feldrand. Die Mutter wandte sich nur einmal kurz ab, da kam der Wolf aus dem Wald und schnappte sich das am Feldrand liegende Baby. So geschah es.

In einem Fenster im ersten Stock des Hauses gegenüber brannte Licht. Es war das Wohnzimmer von Vieno Hiltunen. Dort saß Vieno und machte ein Puzzle oder wechselte mit der Fernbedienung die Sender. Vieno behauptete, sie schlafe überhaupt nicht mehr. Anna glaubte das nicht, widersprach aber nicht. Auch im Fenster von Pekkala brannte Licht, er hatte diese Woche wieder Frühschicht.

Anna erinnerte sich an ihre Schlafecke auf der Insel, an die blauen Vorhänge und das geheimnisvolle Licht, das in den Augustnächten hereinfiel, wenn der Mond durch den Wald schien.

Der Stoff hatte ein Muster, das nur nachts sichtbar wurde, wenn alle anderen Lichter gelöscht waren. Tagsüber war der Vorhang zweidimensional und undurchsichtig, aber nachts schien der Stoff in übereinanderliegende Muster aufzugehen, und dann glühte der Vorhang nach innen und nach außen.

Die Schlafecke in dem Häuschen war Annas liebstes Schlafzimmer. Die Zeit vor den grünen Vorhängen, die Zeit vor dem Londoner Verkehr, die Zeit, bevor sie Nachthemden tragen musste. Wenn sie in dem Häuschen wohnte, liebte Anna das Dunkel. Die Dunkelheit war blaue Bewegung, Anna hörte darin Anttis Atem, und wenn sich die Bettdecke kurz hob und senkte, wehte ihr der gemeinsame Duft ihrer Körper ins Gesicht. Sie schliefen beide nackt, und Anna erinnerte sich, wie Anttis schlafende Haut im blauen Licht aussah. Manchmal öffnete er die Augen, lächelte Anna durch den Schlaf hindurch an, sagte »Hallo« und versank wieder im Schlummer.

Von der Eiszeit glatt geschliffener Fels, von der Sauna weiche Haut. Sommersprossen und Froschteiche. Anna war mit Antti so fest verwachsen wie die Kiefer mit dem Felsen.

Im Stockwerk über ihr wurden Geräusche gemacht. Der pubertierende Sohn von Hagerts ging aufs Klo. Sein Zimmer lag über Annas Wohnzimmer, und in letzter Zeit machte der Junge mehr Krach als früher.

Der Heizkörper brodelte, jenseits des Parks brauste ein Lastwagen vorbei, die Küchenuhr tickte. Manchmal horchte Anna nachts auf die Lastwagen und stellte sich vor, es wären Wellen. Dann spielte sie, dass sie am Meer wohnte, und ein herrliches Raumgefühl erfasste sie. Die Postlaster holten Briefe vom Flughafen, jenseits des Parks schlug Post aus der ganzen Welt Wellen, der Wind blies aus der Ferne.

5 Anna beschrieb das Häuschen so:

Blau-rot gestreifte Tischdecke, drei Kerzenständer, drei unterschiedlich große Kerzen.

Fensterbank. Kaffeetasse ohne Henkel, zwei runde, faustgroße Steine, zwölf Glasscherben, die das Meer geschliffen hatte.

Im Fensterladen ein Loch für den Haken, im Loch Klopapier.

Von einem Kind geschnitztes Schneidebrett.

Blockwand. Helles Viereck an der Stelle, wo die alte Landkarte gehangen hatte.

Holzkiste, Isolierplatte, Löffelkasten.

Nachttopf aus Emaille, leere Plastiktüte, Wäscheklammer. Blauer Tisch.

Stiefel. Reflektoren an der Regenhose.

Insektengift, Sonnencreme, Taschenlampe, Taschentuch, Vogelbuch, Asthmamedikament.

Anna hatte es immer schön gefunden, Orte auf diese Art zu beschreiben, auf die Tatsachen konzentriert, Einzelheiten aufzählend. Bei ihren Listen vermied sie so gut es ging unnötige Schilderungen, undeutliche Formulierungen und Meinungsadjektive wie schön, hässlich, unauffällig, unbrauchbar. Statt »schadhaftes blaues Handtuch« sagte sie lieber »blaues Handtuch mit drei Löchern, Schlaufe abgerissen«. Lieber als »lichterfülltes Zimmer« sagte sie »von den Vorhängen eingefasster Lichtstrahl auf dem Holzboden, auf der Tischecke, auf dem Bein des weißen Stuhls«. Wenn sie ihre Wortkombinationen erfand, stellte sich Anna vor, von Stein zu Stein über das Geröllfeld zu balancieren und es wie durch ein Wunder ohne zu fallen auf die andere Seite zu schaffen.

Manchmal machte sie mit Antti ein Wortspiel, in dem Situationen, Landschaften, Gegenstände oder Personen mit so wenigen Wörtern wie möglich beschrieben werden mussten. Der Sinn bestand nicht darin, alle Einzelheiten aufzulisten, sondern sich darauf zu konzentrieren, genau die richtigen zu finden. Sie fertigten Schnellskizzen an wie Zeichner, benutzten Sätze wie Kohlestriche, die den Bogen von Rücken, Knie oder Hinterkopf sichtbar machten. Die Herausforderung des Spiels bestand darin, die richtigen, nötigen, alles andere verdichtenden Details auszuwählen, nichts Überflüssiges zu sagen und dennoch genau zu beschreiben. Ab und zu probierten sie das Gleiche bei der Handlung von Filmen oder Büchern aus und versuchten sie so konzentriert wie möglich darzustellen. Zuerst in einem Absatz, dann in drei Sätzen, bis sie schließlich zu einem Satz gelangten.

Manchmal bereitete es Kopfzerbrechen, auch wenn man gar nicht auf eine Schnellskizze aus war. Es gab viele Dinge, für die sich nur schwer das richtige Wort finden ließ. So wie für den Teil der Wäscheklammer, den man zusammendrückt, damit sich die Klammer öffnet. Oder für die Form, die das Wachs bildet, wenn es an einer Kerze herabrinnt.

Für das Gitter an der Rückenlehne eines Stuhls.

Für die Reibefläche einer Streichholzschachtel.

Für den Knopf am Wasserhahn, an dem man zieht, damit das Wasser aus dem Duschkopf läuft.

Für die Öffnung des Milchkartons, die einen Schnabel bildet, wenn man sie aufdrückt.

Für den Eisrand, der an der Dachrinne entsteht, wenn der Schnee zu schmelzen beginnt.

Für die Stelle in der geringelten Telefonschnur, wo sie sich kurz in die andere Richtung dreht.

Bisweilen schrieb Anna ihre Listen auf. Für diesen Zweck hatte sie eigens ein Notizbuch angelegt. Später, als das Erinnern ihr schon Probleme bereitete, stellte Anna fest, dass das Aufschreiben der Listen eine gute Methode war, innezuhalten und sich zu sammeln. Wenn die Menschen allmählich ihre Gesichter verloren, die Tage ihre Bezeichnungen und die Räume ihre Möbel, wenn vier Stunden einfach so verschwanden, nahm Anna ihr Notizbuch zur Hand und konzentrierte sich auf die Tatsachen.

Manchmal beschrieb sie dasselbe Zimmer an mehreren Tagen hintereinander. Dann merkte sie, wie ihre Stimmung sich auf die Wahrnehmung auswirkte.

Immer wenn sie müde war, konzentrierte sie sich auf Sachen, die sich nicht an ihrem Platz befanden.

Wenn sie sich fürchtete, vermied sie zusammengesetzte Wörter.

Wenn sie glücklich war, beschrieb sie lieber die Landschaft draußen als ihr Zimmer.

Wenn sie niedergeschlagen war, fing sie links an und bewegte sich dann systematisch auf einer Linie zur rechten Seite des Raums. An solchen Tagen zeigten sich die Gegenstände in ihrer ganzen Unnötigkeit und Dummheit, als angemalte Porzellantiere, als Stromrechnungen oder Plastikbecher voller Tütenverschlüsse, und Anna hätte am liebsten alles weggeworfen. An den niedergeschlagenen Tagen schloss sie lieber die Augen und versuchte, nichts wahrzunehmen.

6

Am Anfang war die Insel. Manchmal waren die Morgen auf der Insel so still, so langsam und nichtssagend, dass nicht einmal eine zusätzliche Tasse Kaffee half.

Anna schaute auf eine Birke.

Anna schaute auf einen Stein.

Anna schaute auf den Felsen und auf den Mistkäfer, der darüberlief.

Anna schaute auf ihre Hände.

Ein Möwenschwarm lärmte über dem Riff, ein Landungsfahrzeug fuhr vorüber. Anna goss sich den letzten Kaffee aus der Thermoskanne ein und sah zu, wie das Fahrzeug über das Meer zurückfuhr, von links nach rechts. Es war zehn nach acht.

»Sechs Schwäne sind da«, sagte sie zum Hund und legte das Fernglas hin. Dann zu sich selbst: »So wie ich gestern gesagt habe.«

An einem dieser Morgen knallte es plötzlich am Ufer. Eine der alten Erlen brach zusammen. Als hätte ihr jemand den Boden unter den Füßen weggezogen, zersprang sie, fiel in fünf Teile auseinander, donnerte zu Boden, erschreckte die Möwen und blieb dann liegen. Wie ein erschossener Cowboy lag sie im staubenden Sand.

Anna starrte auf die Lücke in der Landschaft und versetzte dem Hund einen Klaps, damit er still war. Ihr Herz pochte, so sehr war sie erschrocken. Die Erlen standen wie zuvor am Ufer, abgesehen von der mittleren. Die Möwen flogen im Kreis, schrien eine Weile, begaben sich dann aber wieder auf ihre Posten. Der leichte Wind blies weiter, der Käfer flog davon, die letzte Möwe stieß einen letzten Schrei aus, in den keine andere mehr einstimmen mochte. Alles ging weiter, nur die Erle war dahin.

Nach fünfzig Jahren hatte sie beschlossen, jetzt reicht es, und um zehn nach acht gab sie auf, ihr Stamm knickte ein Mal ein, dann ein zweites und ein drittes Mal, und dann zerfiel sie in fünf Teile.

Anna stellte die Kaffeetasse weg und ging hin, um es sich anzusehen. Der Hund folgte ihr argwöhnisch, kläffte missmutig und stellte den Schwanz auf. Zusammen stiegen sie den Felsen hinab und blieben mit dem gebotenen Respekt vor dem toten Stamm stehen, schauten sich die Risse darin an, nahmen den Stumpf, der in der Erde stecken geblieben war, in Augenschein. Ein trockener Ast, der noch ein paar Blätter gehabt hatte, war abgebrochen und ins Geröll geflogen. Anna blickte auf die anderen Erlen. Es beschlich sie der Verdacht, dass auch von ihnen demnächst eine umkippen könnte.

Der Hund hatte inzwischen ein Wühlmausloch entdeckt und die Erle vergessen. Aufgeregt wedelte er mit dem Schwanz, die Nase im Gras. Anna kehrte zur Veranda zurück und versuchte, ihr unterbrochenes Frühstück fortzusetzen, aber irgendwie war dem Morgen der Friede abhandengekommen. Sie räumte das Geschirr ab, nahm das heiße Wasser vom Herd, stellte Spülschüssel, Abtropfgitter und

Spülmittel bereit, aber sie blieb misstrauisch. Die Erlen standen in einer Reihe.

Anttis Stimme klang vertraut. Im Hintergrund rauschte es, Anna vermutete, dass die Balkontür offen stand. Der Hörer lag schwer in ihrer Hand, und das mit Metall umwickelte Kabel schepperte, wenn es gegen das Tischchen in der Telefonzelle schlug. Das Meer hatte die Scheibe der Zelle neblig gesalzen.

»Geht dir schon das Essen aus?«, fragte Anttis Stimme.

»Eigentlich nicht«, entgegnete Anna. »Ich hatte bloß Lust, anzurufen.«

»Bist du deswegen bis in die Stadt gerudert?«

»Na ja, weil ... heute Morgen ist ein Baum umgestürzt.«

Antti kannte die Erlen am Ufer und wusste sofort, um welche von ihnen es sich handelte. Er erinnerte sich an die Aussicht dahinter, an die Steine des Riffs und an die kleine Möweninsel, an die Markierung der Fahrrinne und den Marinekai und konnte sich vorstellen, wie der umgestürzte, kaputte Baum aussah. Es tat gut, sich eine Landschaft zu teilen. Es tat gut, eine Sache nach der anderen auszusprechen, zu sagen, was man zwischen den Erlen jetzt sah. Für niemanden sonst wäre das von Bedeutung gewesen, aber Anna und Antti konnten gemeinsam auflisten: Riff, kleine Felsinsel, Untiefenmarkierung, Möweninsel, Kai.

»Die Erle ist ein ziemlich brüchiger Baum«, sagte Antti.

»Ob die anderen auch morsch sind?«

»Kann sein.«

»Wann kommst du wieder?«

»Am Montag.«

Nach dem Gespräch zählte Anna ihr Geld und ging in

den Konsum beim Hafen, um Milch und Gemüse zu kaufen. Dann kehrte sie mit dem Hund zum Boot zurück und ruderte wieder auf die Insel.

7

Zuerst war nur die drückende Erwartung da. Die schwelende Gewitterdrohung sorgte für einen schweißnassen Nacken, und das Meer wurde träger. Der Hund ging auf die Veranda, roch das Meer, legte sich auf einen Stuhl und schloss die Augen. Hielt die Ohren aber gespitzt. Die Möwen setzten ihr Leben auf der Brutinsel fort, wechselten der Reihe nach die Steine, als müsste immer eine von ihnen in der Luft bleiben, aber auch sie absolvierten ihre Routine etwas kraftloser und zerstreuter als sonst. Auf der Seite, wo das Häuschen stand, mäßigte sich der Wind, auch er schien auf ein Zeichen zu warten.

Dann fing das Wasser an zu steigen. Lautlos schlich es sich am grauen Felsen empor und leckte an einem Stein nach dem anderen. Anna ging ans Ufer, bewegte sich im üblichen Rhythmus, gab dem Hund aber trotzdem Anlass, den Kopf zu heben. Sie suchte in der Saunahütte nach einem Ersatzseil und brachte es zum Boot. Der Himmel war gelb geworden, die ersten Regentropfen trafen Annas Gesicht.

Genau in dem Moment wurde alles still. Anna ging wieder zum Häuschen und fand Antti und den Hund auf der Veranda. Gemeinsam wurden sie Zeugen, wie die Fahne an der Stange erschlaffte, die Landschaft innehielt. Sogar die Möwen verstummten und richteten die Schnäbel nach Süden. Das Gelb am Himmel wurde immer dunkler.

Anna nahm Anttis Hand, denn sie liebte diesen Moment. Die Ruhe vor dem Sturm, den leeren Augenblick, das Atemholen –

Der Wind drehte sich.

Als hätte ein Dirigent mit der Hand die Strophe angehalten, wohl wissend, dass alle Augen des Chores auf ihn geheftet sind, und ihn dann mit einer heftigen Bewegung in die nächste Strophe getrieben. Die Fahne drehte sich, der Wind nahm Schwung, und schon spannte sie sich im sauberen rechten Winkel. Die Erlen begannen zu rauschen, der Weststurm hatte eingesetzt.

Sie beobachteten, wie das Meer durcheinandergeriet. Als versuchte jemand, es in zwei Richtungen gleichzeitig zu kämmen, wälzten sich die Wellen kreuz und quer. Der Rhythmus war dahin. Dann trug der aufkommende Wind den Sieg davon, und die Wellen bekamen weiße Schaumkronen.

»Sollten wir nicht los?«, fragte Antti, und Anna nickte. Der Hund sprang sofort vom Stuhl.

Anna und Antti zogen Regenanzüge und Gummistiefel an, verknoteten die Schnüre der Kapuzen und rannten hinter dem Hund her zum Saunaufer. Sie zogen das Boot hoch und banden es zwischen den Birken fest. Dann trugen sie die Ruder und die Schwimmer für die Netze zur Sauna. Anna rollte die Matte und die Polster auf der Bank vor der Sauna zusammen und brachte sie in Sicherheit, Antti deckte den Brennholzstoß mit einer Plane ab. Der Wäscheeimer und die Kiefernseife flogen bereits im Wind davon, die Luft war voller loser Zapfen und Zweige, die Wäsche knatterte waagrecht an der Leine, bis Anna sie abhängte und ebenfalls nach drinnen brachte. Sie sagten beide kein Wort, erledigten nur ihre Aufgaben. Anttis Gesicht blitzte in der Kapuze auf, und Anna sah den lebendigen Ausdruck darin. Der Sturm rüttelte sie beide auf. Die schwüle Erwartung des Tages war vorbei, jetzt geschah es, jetzt endlich geschah es.

Dann der erste Donner. Er hatte sich heimtückisch angeschlichen und erschütterte mit einem Schlag den ganzen Himmel. Er übertrumpfte den Wind, er übertrumpfte das Aufprallen der herabfallenden Äste, er brachte die ganze Insel dazu, sich tief zu ducken. Sogar der Felsen zitterte durch seine Kraft. Die rollende Lawine der Gewitterwolken erinnerte daran, dass der Himmel keine graue Scheibe, sondern ein dreidimensionaler Raum war.

»Es ist fast über uns!«, rief Antti, und Anna nickte. Dann rannten sie zum Häuschen zurück.

Dort trocknete Antti seine Brille ab, und Anna zündete die Kerzen auf dem Tisch an. Wie dunkel es nachmittags um drei sein konnte! Kiefernzapfen prasselten aufs Metalldach. Antti klopfte die Glut im Kamin glatt und schloss die Bleche, damit der Blitz nicht in den Schornstein einschlug. Neben dem Kamin erklang ein gleichmäßiges Klopfen, weil Wassertropfen von den Regenkleidern auf die Zeitung fielen.

Das Meer war voller Schaumkronen, und man konnte den Horizont nicht mehr sehen. Der Regen nahm zu. In einem Schwall goss der Himmel alles Wasser aus, und das Geprassel auf dem Dach wurde immer stärker. Den Donner nahm man nur noch als Zittern unter den Füßen wahr.

»Machen wir einen Wein auf?«, fragte Antti, denn was zu tun war, hatten sie getan.

»Na klar! Ich dachte, wir hätten schon alles getrunken.«

Antti zwinkerte und zog hinter den Reader's-Digest-Bänden eine Flasche Rotwein hervor. Anna lachte und holte Gläser aus der Küche. Inzwischen prasselte es noch heftiger aufs Dach. Jeder Windstoß schüttelte Wasser aus den Bäumen und gab dem Prasseln einen zusätzlichen Rhythmus. Antti goss den Wein in die Gläser.

»Kann sein, dass der Steg mitgerissen wird.«

»Das Wasser ist auf jeden Fall so hoch, dass man nichts machen kann«, sagte Anna und setzte sich auf ihren Beobachtungsposten am Tisch. Das Meer war groß und weiß.

Dann flammte der erste Blitz auf. Mit einem Schlag wurden das Gelände rings ums Haus und der Sturzregen sichtbar, bevor sie wieder in Dunkelheit eintauchten. Anna und Antti zählten im Sekundentakt: eins, zwei ...

»Wir dürften eigentlich keine Probleme kriegen«, stellte Antti nach dem Donner fest, und Anna glaubte ihm.

8 August. Morgens spürte man schon den Herbst, als wäre die Sonne eine Spur abgerückt und wärmte eine Spur weniger als noch die Woche zuvor. Der Boden war gelb und das Gras unter den Sommerschritten zu einem gleichmäßig weichen Teppich getrampelt worden, der nun rutschig war wie eine warme Eisbahn. Die Insekten übernahmen die Macht. Im Wald wimmelte es von fetten Kreuzspinnen, täppische Goldkäfer kamen ins Haus und stießen überall an, die Saftgläser füllten sich mit Wespen, und über den Felsen liefen schwarze Käfer, die mit imponierenden Fühlern und Kieferzangen ausgerüstet waren.

Wäre es möglich, Augenblicke einzufrieren, würde ich diesen in eine Plastikdose legen, dachte Anna. Dann könnte man den Winter über davon zehren. Es gab genug solcher Augenblicke für den ganzen Winter.

Sie begnügte sich damit, innerlich eine Liste anzulegen:

Der Schatten der Kiefer auf der Veranda.

Die blauen Holzstühle, der Tisch aus Balken und die karierte Decke mit dem Rostfleck.

Zwei vergissmeinnichtblaue Kaffeetassen, Schnittlauchblüten in der Vase, zwei Butterbrote auf zwei grünen Tellern. Von dem einen ist ein Stück abgebrochen.

Käse, Salami, eine Gurkenscheibe. Abdrücke von Zähnen in den Broten.

Eine Ameise auf einem Stein, ein Zapfen, Gras.

Insektengift, Fernglas, Kreuzworträtsel.

Baumlos: STEPPE.

Ernteausfall: MISSWACHS.

Substantiv: HAUPTWORT.

Die Vögel waren fort, und die Stille, die sie hinterließen, machte die Morgen wehmütig. Der Wind rauschte auf der zum Teil schon verödeten Südspitze. Er hatte Platz zum Rauschen. Nachts umgab eine neue Dunkelheit die Südspitze: die schwarze, warme Augustdunkelheit. Fledermäuse flatterten über den Felsen, und Anna hatte keine Lust, die Taschenlampe anzuschalten, wenn sie nachts zum Pinkeln rausmusste.

Am Morgen waren Dutzende von Haubentauchern in der Bucht erschienen. Sie sammelten sich im August und begaben sich dann zusammen auf den Zug. Lautlos trieben sie auf dem Wasser und warteten.

»Dreiundfünfzig«, sagte Antti und setzte das Fernglas ab.

Bald würde es Zeit sein, aufs Dach zu steigen und die Backsteine auf den Schornstein zu legen, den Steg an Land zu ziehen und das Boot in den Wald zu schleppen. Das Heißwasserbecken in der Sauna wurde geleert, die Fensterläden wurden angeschraubt, im Erdkeller wurde ein Brett installiert, damit die Mäuse, die dort hineinfielen, wieder heraufklettern konnten. Aus dem Radio und der Taschenlampe wurden die Batterien entfernt, die Ruder kamen nach drinnen, die Boje wurde ans Ufer geholt, die Wäscheleine aufgerollt und neben die Tür gelegt. Die Wollpullover wurden zusammen mit Mottenpulver verpackt, es wurde eine

Liste mit dem Inhalt des Küchenschranks geschrieben, der Putzeimer wurde mit Kiefernseife ausgewaschen und umgedreht. Dann wurden die Türen abgeschlossen, die Schlüssel in den Blumentopf mit dem Sprung gelegt, und dann verließen sie die winterfeste Insel.

Aber noch war nicht Oktober. Es war Ende August, und der Herbst ließ sich erst erahnen. Eine leichte Kühle im Wind, das Gefühl, als hielte die Sonnenwärme eine gewisse Distanz, die Klarheit in der Luft, die erste Müdigkeit im Grün des Waldes. Noch konnte man auf der Veranda frühstücken und den trockenen Geruch des Schilfs genießen.

Antti liebte es, sich morgens zu unterhalten. Manchmal zogen sich die Morgengespräche so sehr in die Länge, dass das Frühstück ins Mittagessen überging und beide am Ende vom vielen Kaffee Bauchweh hatten. An diesem Morgen hätte sich Anna jedoch gern auf die letzten Stunden des Sommers konzentriert und geschwiegen, vielleicht höchstens ein Kreuzworträtsel gemacht. Antti redete in einem fort, er war innerlich schon beim Herbst und bei der Arbeit und seiner bevorstehenden Reise nach Moskau. Darum sprach er von Iwan Mischukow.

Iwan Mischukow war ein dreizehnjähriger Junge, den die Moskauer Polizei aus einem Nest wilder Hunde gerettet hatte. Der Junge hatte den größten Teil seines Lebens unter den Hunden verbracht. Nicht lange nachdem er gefunden worden war, hatte Antti den Jungen getroffen und angefangen, einen Dokumentarfilm über ihn zu drehen. Seitdem verfolgte er Iwans Entwicklung, indem er einmal im Jahr zu ihm fuhr und drehte.

Bei seiner Entdeckung hatte sich Iwan auf allen vieren fortbewegt, hatte das Essen beschnuppert, bevor er es probierte, hatte geknurrt und sich gekratzt und alle Menschen, die in seine Nähe kamen, gebissen. Mit dem Ingrimm eines Tieres hatte er gegen die Leute, die ihn mitnahmen, gekämpft, und das Hunderudel hatte ihn so heftig verteidigt, dass es erst beim dritten Versuch gelungen war, ihn unter Menschen zu bringen.

So viele Menschen, die sich nicht um ihre Kinder kümmern, dachte Anna. Auch Iwan hatte eine Familie gehabt, aber Vater und Mutter waren Alkoholiker gewesen und hatten den Jungen viele Tage lang sich selbst überlassen. Immer in derselben nassen Windel, ohne Nahrung oder warme Kleider. Da war es kein Wunder, dass er sich unter den Hunden wohler gefühlt hatte.

»So viele Menschen, die gar keine Kinder wollen und doch welche bekommen«, sagte Anna. »Wieso kriegen wir nicht wenigstens eines?«

Antti sah Anna unter seinem Pony hervor an und sagte: »Tja.«

Manchmal vergingen viele Monate, ohne dass Anna an ein Kind dachte, aber dann zog ihr das Thema überraschend wieder den Boden unter den Füßen weg. Da saß sie dann, auf einer Veranda im August, die neununddreißigjährige Anna, jeden Abend einen Tag älter. Sie hatten so oft darüber gesprochen, dass es nichts mehr zu sagen gab. Warum wir? Tja. Warum wir? Tja. So ging Annas und Anttis Gespräch, das sich immer wiederholte, in dem es nichts zu teilen gab, weil es voller Leere war.

Fruchtbar. Das Wort erinnerte an die Bananen, Äpfel, Trauben und Birnen aus Plastik, die im Supermarkt um die Obstauslagen herum drapiert waren. Oder an die Regenwürmer, die durch die Erde krochen, und an das üppige, vom

Regen erfrischte Unkraut. Oder an das blau-gelb gekleidete Mädchen aus der Bananenreklame. Oder an die hässlichen Frauen auf den Pritschen der Frauensauna, deren Haut von Schwangerschaftsstreifen gemustert war und deren Brüste wie ledrige Säcke herabhingen. Es deprimierte Anna, ihre eigenen Brüste daneben zu betrachten, deren muntere Rundungen und schöne Form.

Antti sprach nicht weiter über Iwan Mischukow, er begnügte sich damit, sich Kaffee nachzugießen und sein unfertiges Kreuzworträtsel wieder aufzunehmen. Baumlos: Steppe. Ernteausfall: Misswachs.

»Entschuldige«, sagte Anna. »Das wollte ich nicht.«

Seit der Schulzeit waren sie so, daran hatten sie sich gewöhnt. Es war sinnlos, sich etwas anderes vorzustellen. Und trotzdem.

9

Warum blieben manche Momente im Gedächtnis und andere verschwanden? Hatten diejenigen, die im Gedächtnis blieben, etwas Besonderes an sich, oder ging gerade dasjenige im Vergessen unter, das womöglich alle Probleme gelöst hätte? Manchmal wunderte sich Anna, was sie alles vergessen konnte. Dann wieder staunte sie über das, woran sie sich erinnerte.

Rotes Teppichgestell, Farbe stellenweise abgeblättert.

Drei Mülltonnen aus Metall, die mittlere mit Delle im Deckel, auf jeder Tonne ein orangefarbenes Schild mit russischer Aufschrift.

Dünner, reiner Schnee, Abflussgitter.

In acht Fenstern Licht.

Anna saß auf dem Hocker und beobachtete durch die Spitzenvorhänge, wie die alte Nachbarin mit der Mülltüte in der Hand über den Hof ging. Sie hinterließ farbige Fußspuren auf dem Asphalt.

»Wir machen noch ein bisschen weiter«, sagte Antti zum Dolmetscher. »Wir ändern nur die Kameraposition.«

Anna notierte die Nummer und die Uhrzeit der Aufnahmesequenz und stand dann auf, um sich kurz die Beine zu vertreten. Es war warm in der kleinen Wohnung, und der

Scheinwerfer machte es nicht besser. Auf dem Gasherd in der Küche wurden Koteletts gebraten, der Geruch drang in alle Zimmer und der Dunst ließ das Küchenfenster beschlagen. Iwans Adoptivmutter bereitete das Teetablett vor, fauchte die Katze auf der Fensterbank an und kam zwischendurch ins Wohnzimmer, um einen verlegenen Blick auf das Filmteam zu werfen.

Auf der Couch saß Iwan Mischukow, derselbe Junge, der im Film, die Hände zwischen den Beinen, auf einer Wiese gehockt und gehechelt hatte. Seine Menschenzunge hatte herausgehangen und sich im Atemrhythmus zuckend hin und her bewegt. Dann hatte der Junge zu bellen angefangen, die Vordertatzen hatten einen Satz nach vorn gemacht, das Becken hatte sich von der Erde gehoben, und er hatte sich dumpf kläffend auf die Kamera gestürzt. Es war für Anna immer wieder erstaunlich gewesen, solche Laute aus dem Mund eines kleinen Menschenwesens zu hören.

Jetzt saß Iwan auf der geblümten Couch, drei Kilometer von dem Grundstück entfernt, das die Hunde bewohnten, in der Wohnung seiner Adoptivfamilie. Die Beine reichten nicht bis zum Boden, sie schlenkerten leicht, traten gegen die Ziertroddeln. Der Junge schielte unter seinem Pony hervor zu Antti hinüber und antwortete auf die Fragen, die der Dolmetscher übersetzte, schaute einem aber nie direkt in die Augen.

Innerhalb von drei Jahren hatte Iwan sprechen und laufen gelernt und sich auch sonst wieder den Menschen angepasst. Das war für Wolfskinder untypisch, aber man erklärte es sich damit, dass der Junge die ersten beiden Jahre seines Lebens unter Menschen verbracht und etwas sprechen gelernt hatte.

Der Spitzenvorhang zerstückelte die Aussicht. Die alte Frau im Hof trat in ein gehäkeltes Loch und wieder hinaus, und Anna konnte sich die verdeckten Schritte vorstellen und den Augenblick erahnen, in dem die Alte wieder sichtbar wurde. Schritt, Schritt, Unterbrechung, Schritt. Schritt, Schritt, Schritt, Unterbrechung, Schritt.

Ganz anders Iwan Mischukow. Er war von zu Hause weggelaufen, wie es nur ein vernachlässigtes zweijähriges Kind konnte, zu dünn angezogen und mit nasser Windel. Dann folgte eine Unterbrechung, und als er wiederauftauchte, hatte sich Iwan in einen Hund verwandelt. Er vergaß die Sprache, vergaß die Menschen und passte sich der Wärme der Hunde an. Neun Jahre vergingen. Iwan wuchs und wurde zum Anführer der Hunde, zum Hund unter Hunden, der sich nicht mehr als Mensch erkannte, auch wenn er hin und wieder Menschen sah, denn immerhin lag das Hundenest in einem ehemaligen Industriegebiet. Dann eine neuerliche Unterbrechung. Iwan wurde wieder unter die Menschen geholt, er lernte wieder sprechen, lernte, Kleider zu tragen, erhob sich zum Gehen auf zwei Beine und vergaß die Hunde.

Iwan Mischukow saß auf der Couch. Sein Blick blieb auf die Hände gerichtet, die Beine baumelten, die Lippen erzählten mit tonloser Stimme, was er von seinem Hundeleben noch wusste.

»Im Traum bin ich ein Hund«, übersetzte der Dolmetscher. »Dann wohnen wir wieder auf dem verlassenen Hinterhof. Ich rieche und spüre alles auf andere Art. Manchmal rennen wir übers Feld, und manchmal fliegen wir los.«

»Wärst du lieber ein Junge oder ein Hund?«, fragte Antti.

Iwan zuckte mit den Schultern: »Ich weiß nicht.«

Der Mann und der Junge. Da saßen sie auf zwei Seiten

der Kamera, beider Augen im Schatten der Stirnhaare, beide leicht einander zugeneigt. Etwas Wortloses, Ernstes war zwischen ihnen, und darüber dachten sie beide im Stillen nach.

Antti hat die Wolfskinder, dachte Anna. Verirrte Wesen wie Iwan, die sich in den Vorhängen verheddert hatten, zwischen zwei Leben stecken geblieben waren. Ob Antti versuchte, den Kindern nach Hause zu helfen, da war sich Anna nicht immer sicher. Bestaunte er womöglich nur ihre Heimatlosigkeit, versuchte er, sie zu verstehen, ohne etwas zu verändern? Wo war Iwan Mischukow überhaupt zu Hause? Hier in dieser engen Moskauer Zweizimmerwohnung, wo die Zeitungsleute eindrangen und Fotos machten? Im Hinterhof des Industriegebiets, wo die Hunde ihr Nest hatten? Oder in der Wohnung, die Iwan einst mit feuchter Windel und zu wenigen Kleidern verlassen hatte?

10

Am Mittwoch sah Rauni Elstelä aus der Nachbarschaft, wie Anna der Polizei die Tür aufmachte. Anna ärgerte sich, aber was konnte sie schon tun. Rauni stürzte jedes Mal aus der Tür, wenn jemand kam. Jetzt stand auch noch ein Polizeiauto auf dem Parkplatz, da hatten sie unten an der Schaukel im Hof einiges zu tuscheln. Sobald Anna das Gesicht von Rauni gesehen hatte, beschloss sie, sich den ganzen Rest der Woche nicht an der Schaukel blicken zu lassen.

Es war die Polizistin Tuomainen, die Rothaarige, die Anna schon auf dem Präsidium befragt hatte. Anna bat sie herein, nahm sie mit in die Küche, räumte die Zeitungen, das Kreuzworträtsel, die Lupe, die Bleistifte, die Schokolade, die Taschentücher und den Lippenbalsam vom Tisch und stellte Kaffeetassen hin. Dann kochte sie Kaffee und nahm Gebäck aus der Dose. Es war verschimmelt, und Anna warf es unbemerkt in den Müll.

Auf einmal sah die ganze Küche irgendwie schäbig und aus den Fugen geraten aus. Die Bananen in der Obstschale waren schwarz geworden, und als sie die Schale verrückte, sah Anna einen Schwarm Fruchtfliegen aufsteigen. Die Kaffeetassen hatten Fettflecken. Na, selber schuld, wenn sie ihr

Kommen nicht vorher ankündigen, dachte Anna und nahm die Milch aus dem Kühlschrank. Zu ihrer Überraschung stellte sie fest, dass fünf Liter davon da waren. Warum hatte sie so viel gekauft?

»Wir haben im Wald tatsächlich eine tote Frau gefunden«, fing Polizeimeisterin Tuomainen schließlich an. »Durch und durch gefroren. Ein Hinweis auf die Todesursache war nicht zu sehen, wahrscheinlich handelte es sich um einen Anfall. Noch haben wir die Identität der Toten nicht klären können, aber sie hatte offensichtlich eine Krankheit.«

Anna begnügte sich mit einem Nicken, denn sie hatte beschlossen, über den Winterschlaf zu schweigen. Sie hätte sagen können, dass die Schlafhaltung mit der Hand unter der Wange doch etwas außergewöhnlich für eine plötzliche Krankheitsattacke war, aber sie ließ es bleiben. Polizistin Tuomainen sah weiterhin weich und rund aus, und wieder stellte sich Anna vor, wie angenehm es wäre, sie zu umarmen. Es war lange her, dass jemand Anna umarmt hatte.

»Ich weiß nicht, ob es Ihnen aufgefallen ist, aber der Toten wuchs eine Art Fell«, fuhr die Polizistin fort und trank rasch einen Schluck Kaffee, als wollte sie ihre Worte in der Tasse verstecken.

»Ich dachte, das war bloß Schlamm«, antwortete Anna.

»Nein. Der ganze Körper war mit dünnen Härchen überzogen.«

»Aha«, meinte Anna nur. Mehr wollte sie nicht sagen.

Auch die Polizistin hatte über die Behaarung nichts mehr hinzuzufügen, und so schien das Gespräch beendet zu sein.

Im Park ging eine Frau mit zwei Windhunden spazieren. Anna wollte die Hunde gerade mit dem Fernglas genauer anschauen, als eine Patientin den Hügel herabgetapert kam. Anna erkannte die Alte sofort als Patientin, weil sie den hellen gestreiften Pyjama des Heims und nur Socken und Pantoffeln trug.

»Jetzt ist wieder eine abgehauen«, sagte Anna und schaute durchs Fernglas.

»Wie bitte?«, fragte die Polizistin und stand auf.

»Eine von den Alten aus dem Heim. Die Ärmste, sie hat nicht mal Schuhe an.«

Anna und die Polizistin standen am Fenster und blickten auf die alte Frau im Pyjama, die den Hang herabkam. Mit wackelndem Kopf humpelte sie voran, die Pantoffeln schleiften durch den Schneematsch, die Handtasche hing über der Schulter. Die Frau mit den Windhunden merkte nichts und setzte einfach ihren Weg fort. Die Alte eilte auf die Ampel zu und spähte ab und zu hinter sich.

»Da hilft nichts, als wieder anzurufen.«

Anna ging in den Flur, nahm das Notizbuch mit den Telefonnummern zur Hand und wählte eine davon.

»Guten Tag. Hier Lehtonen von gegenüber. Ihnen scheint wieder mal eine Dame davongelaufen zu sein, keine Schuhe, kein Mantel, nichts. Gerade eben. Die Pormestarintie runter, ja. Genau. Keine Ursache. Wiederhören.«

»Sie schicken einen Pfleger hinterher«, teilte Anna der Polizistin mit. Sie goss noch einmal Kaffee ein und nahm dann wieder am Fenster Aufstellung.

Die alte Frau hatte es inzwischen bis zur Kreuzung geschafft. Nun musste sie sich entscheiden, und das verwirrte sie eindeutig, sie blickte nach rechts, nach links und nach vorn über die Straße hinweg, dann auch unsicher hinter sich zum Heim auf dem Hügel, und wandte sich schließlich nach links. In dem Moment sprang die Ampel auf Rot, die Alte machte mitten auf der Straße kehrt, ging auf den Bürgersteig zurück, wandte sich nach rechts und stieß wieder auf Rot. Anstatt stehen zu bleiben und zu warten, blieb die Frau in Bewegung, änderte nur bei Bedarf die Richtung und ging somit an der Kreuzung hin und her. Wie eine eingeschlossene Figur in einem Computerspiel prallte sie nach links und rechts, vor und zurück. Polizistin Tuomainen war aufgestanden und wirkte nervös. Wahrscheinlich überlegte sie, ob sie eingreifen und die festgefahrene Frau stoppen sollte.

Ob sie auch so ausgesehen hatte, fragte sich Anna. Hatte sie am Hang tüchtig Anlauf genommen und dann vergessen, anzuhalten, war sie in zufällige Richtungen verschlagen worden, worauf sie vier Stunden verloren hatte und erst stehen geblieben war, als sie über die Leiche stolperte?

»Die kommt nicht weit«, sagte Tuomainen und überzeugte damit sich selbst.

»Normalerweise schicken sie ziemlich schnell jemanden hinterher.«

»Ah, jetzt kommt der Pfleger«, seufzte die Polizistin.

Der Pfleger rannte den Hang hinunter und suchte dabei mit den Augen den Park ab. Er blieb kurz stehen, schien die alte Frau dann zu bemerken und eilte zur Ampel. Der Pfleger blieb neben der Alten stehen, hielt sie fest und legte ihr einen Steppmantel über die Schultern. Dann führte er sie langsam den Anstieg zum Heim hinauf. Lächelnd tätschelte die Alte dem Pfleger die Hand, als er ihr über den Schneewall am Straßenrand half.

»Furchtbar, wenn ein Mensch in so einen Zustand gerät«, sagte Polizistin Tuomainen leise.

Anna nickte. Immer wenn sie alte Frauen auf der Flucht

beobachtete, wurde sie traurig, auch wenn es für Abwechslung und Gesprächsstoff an der Schaukel sorgte. Früher oder später würde mal jemand von der Schaukelgesellschaft unten auf der anderen Seite landen, dann wäre Schluss mit dem Gerede. Womöglich würde auch sie irgendwann bei Rauni Elstelä auf der Station sitzen und sie mit dem Löffel füttern.

Teil II

11

Anna lauschte dem Verkehr auf der High Street. Auf ihr lag noch das Gewicht von Thomas, und sie spürte, wie ein Rinnsal Schweiß aus der Lache, die sich zwischen ihren Bäuchen gebildet hatte, an der Hüfte herablief und schließlich auf den Plüsch der Couch tropfte. Anna bewegte die Fußgelenke, die sie über Thomas' Hintern verschränkt hatte. Für einen Moment lösten sich die Innenseiten der Schenkel vom Körper des Mannes, und ein kühler Lufthauch machte sich bemerkbar, brachte sie fast zum Frieren.

Der leichte Wind bewegte die Vorhänge im Wohnzimmer. Draußen war es nicht heiß, obwohl man sich das einbilden konnte, wegen des glühenden Ofens im Restaurant unten. Wenn das Fenster offen stand, hörte man die Verkehrsgeräusche ausgesprochen stark. Ständig wiederholten sich das heulende Bremsen und die brüllende Beschleunigung der Busse, denn an der Ecke war eine viel benutzte Haltestelle. In gleichmäßigen Abständen sausten auch Krankenwagen vorbei, auf dem Weg zur Klinik zwei Blocks weiter.

Abgesehen vom normalen Verkehr war es auf den Straßen relativ ruhig, denn an diesem Tag saß das ganze Land vor dem Fernseher.

Die Wohnung von Thomas und Anna lag im ersten und

zweiten Stock des Hauses, man erreichte sie über eine steile Eisentreppe im Hinterhof. Unten befand sich ein indisches Restaurant, dessen Steinofen abends das ganze Wohnzimmer heizte. Im Sommer wurde es unerträglich heiß. Wegen des Ofens musste das Wohnzimmerfenster fast immer offen bleiben, und dadurch drangen die Geräusche aus dem Restaurant herein.

Dafür war es im Schlafzimmer im zweiten Stock kühl. Die Fenster hatten Einfachglas, und zwischen den nach oben und unten verschiebbaren Scheiben blieb ein Zwischenraum von einem Zentimeter. Im Winter zog Thomas dicke Samtvorhänge vor, und Anna wärmte die Matratze mit einer Wärmflasche an. In der kältesten Zeit des Winters verließen sie manchmal ihr Schlafzimmer und schliefen über dem Steinofen im Wohnzimmer. Dann konnte man durch den Fußboden hindurch hören, wie das Restaurant um Mitternacht geschlossen wurde und die Männer aus dem Untergeschoss zum Schlafen ins Obergeschoss des Nachbarhauses gingen. Ihre Schritte polterten auf der Eisentreppe, und eine eigentümliche Mischung aus Curry und Desinfektionsmittel lag in der Luft.

Anna fuhr Thomas mit den Fingern durchs Haar. Es war dicht und struppig, noch sah man keine grauen Strähnen im Schwarz. Die Kopfhaut wirkte durch den Kontrast ungewöhnlich weiß.

Thomas setzte sich neben Anna auf.

»So ein Mist!«, ächzte er. Zuerst begriff Anna nicht, was er meinte, aber dann sah sie das Kondom und die Flüssigkeit, die herausrann.

»Das hat ein Loch!«, rief Thomas und zog das kaputte Kondom herunter. »Das kann nicht wahr sein! Schau dir das an!«

Eine Weile saßen sie bloß da und schauten auf das feuchte Kondom.

»So ein Mist«, sagte Thomas noch einmal.

»Ich glaube nicht, dass es was macht.«

»Wieso? Na klar macht das was!«

»Ziemlich unwahrscheinlich, dass ich jetzt noch schwanger werde«, sagte Anna.

»Trotzdem.«

Anna betrachtete den Mann. Wie jung und besorgt er zwischen den Sofakissen aussah. Wie ein kleiner, erschrockener Schuljunge, der aus Versehen das Nachbarbaby aufgeweckt hat. Warst du das? Hat man dir nicht gesagt, dass man nicht in den Kinderwagen gucken darf, wenn das Baby schläft?

Dann passierte es wieder. Anna spürte, wie sie aus dem Zimmer fiel, gewissermaßen zur Seite trat. Sie lag zwar noch immer auf der Couch, doch leicht außer Fassung, etwas fremd, und betrachtete sich selbst wie von außen. Was tue ich hier?, fragte sie sich.

Innerlich rückte sie noch weiter weg, schaute von außen durchs Fenster wie in ein Puppenhaus. Drinnen wohnte ein junges Paar ohne Kinder. Nebenan wohnte eine andere Familie, in einem ähnlichen Haus, nur mit Tür und Treppe auf der anderen Seite. Und noch eins weiter eine dritte Familie. Anna dachte an die Häuser und die Familien darin, an die Reihe der Wohnzimmer und Männer, und sie wusste nicht mehr, warum sie ausgerechnet in diesem Haus war, bei diesem Mann.

Ich glaube, ich gehe ein bisschen spazieren, hätte sie am liebsten gesagt. Immer wenn sie herausfiel, hatte sie Lust, spazieren zu gehen. Wegzugehen, in Bewegung zu bleiben, als würde das gegen die Unruhe helfen.

Thomas merkte nichts, er scheuerte mit dem T-Shirt das Sperma vom Sofakissen. Anna amüsierte sich über seinen Sauberkeitssinn. Er lief mit Straßenschuhen im Wohnzimmer herum, machte aber jeden Samstag die Waschbecken mit einem Reinigungsmittel, das nach Minze roch, sauber.

Thomas stand noch unter der Dusche, als Anna nach oben ging, um sich anzuziehen. Sie öffnete den Kleiderschrank und betrachtete die Fächer darin. Der Schrank dominierte das gesamte Schlafzimmer, er war so groß, dass er eigentlich einen stattlicheren Raum um sich herum gebraucht hätte. Die Türen waren abgenutzt, eine Zierleiste fehlte, an der rechten Tür war das Scharnier locker, und die großen Fächer waren unpraktisch, aber Anna hielt ihn für das schönste Möbelstück im ganzen Haus. Möbel aus Holz, fügte sie innerlich auf ihrer Liste hinzu. Das Gute an England: Menschen, die sich an der Bushaltestelle grüßen, Markthändler, die ihre Kundinnen Schatz nennen, Kissen, die weicher als üblich sind, ständig begeisterte Meteorologen, Möbel aus Holz.

Anna zog Shirt und Hose an. An den Bügeln hingen hauptsächlich Hemden von Thomas, dazwischen zwei Kleider von Anna. Unter den Bügeln waren das Ersatzkissen und drei Paar Schuhe untergebracht. Aus einer spontanen Laune heraus kletterte Anna in den Schrank und setzte sich auf das Kissen. Sie passte bequem unter die Hemden. Dann zog sie die Schranktüren zu.

Es war nicht ganz dunkel im Schrank, es roch nach Lavendel, Mottengift und Rauch. Thomas rauchte ab und zu, wenn er in den Pub ging, und seine Mutter schickte jeden Herbst einen Briefumschlag voll Lavendel.

»Mama«, kam es aus dem Hosenfach. »Wir haben uns versteckt!«

Anna drehte sich um, und tatsächlich, alle ihre Kinder waren im Schrank. Sie saßen in den Fächern und hingen an der Kleiderstange. Anna zählte sie: Ahti Joonas, Piia Pampula, Kerttu Kirsikka, Eino Oskari, Liina-Liina und Viu Viu. Alle sechs waren da. Das Kleinste, Viu Viu, konnte sich nicht länger am Bügel halten und fiel Anna in den Schoß. Anna nahm das Kind zärtlich in die Arme, roch an seinem flaumigen, runden Kopf und betastete die weichen Ohren. Die kleinen Fäuste hielten sich an ihrer Haut fest und drückten zu, der Mund wollte zwischen die Brüste, die Beine machten eine Strampelbewegung. Es war, als wollte das Kind sich in ihren Körper hineingraben, sich wie ein blinder Wurm einen Gang hineinfressen.

»Spielen wir Atemanhalten!«, rief Ahti Joonas.

»Ich zuerst!«

Und bevor Anna Ja oder Nein sagen konnte, hörte sie, wie Kerttu Kirsikka Luft holte und verstummte. Wenig später vernahm man ein großes Ausatmen.

»Du hast gar nicht gezählt! Mama, du hast nicht gezählt!«, protestierte das Mädchen.

»Du warst zu schnell. Wir machen es gleich noch mal«, sagte Anna.

»Jetzt bin ich dran«, rief Ahti Joonas dazwischen.

»Alle hinsetzen, die Mama fängt an zu rudern.«

Das Wasser schwappte auf und ab, auf und ab. Anna beschloss zu rudern, bis es ihr besser ging. Die Kinder rangelten auf der Hinterbank und stritten darum, wer über den Rand ins Wasser gucken durfte.

»Jetzt schlafen«, kommandierte Anna.

»Ich bin nicht müde«, sagte Liina-Liina.

Anna schloss die Augen und ruderte weiter. Sie spürte die Wellen und den Wind an den Rudern, sie brauchte nicht hinzuschauen, um zu wissen, dass die Richtung stimmte. Die linke Bugseite stieß gegen eine Welle, und Anna machte einen Ruderzug. Für einen Moment versank das Boot zwischen den Wellen, drehte sich schön, wie es sich für ein Meeresboot gehörte, und stieg dann mit der Flanke voraus auf der nächsten Welle nach oben. Anna ruderte. Über dem Meer kam Nebel auf. Anna konzentrierte sich aufs Atmen und hörte auf die Bewegung des Bootes, auf und ab, auf und ab. Sie selbst bewegte sich ganz einfach: nach hinten, ziehen, nach hinten, ziehen. Sie vertraute den Wellen und der Windrichtung. Und das Boot fuhr, wie es sollte.

Es wurde gezankt und unzufrieden geseufzt, aber schließlich gaben die Kinder auf und legten sich zwischen den Rettungswesten hin.

Der Nebel hielt die Landschaft an. Der Wind klang ab, die Inseln verschwanden, Tageszeit und Wolkenbewegung verschwammen im weichen, matten Weiß. Annas Boot schien draußen vergessen worden zu sein. Irgendwo ging der Tag weiter, die Möwen stritten sich, der Wald rauschte, die Autos fuhren, aber im Nebel stand alles still.

Schließlich schlug das Ruder an, und das Boot stoppte im Sand. Anna öffnete die Augen, aber noch immer war alles weiß. Sie setzte einen Fuß ins flache Wasser, stieg aus dem Boot und zog es ans Ufer. In Reichweite des Seils war nichts als Sand, also band sie sich die Schlinge ums Fußgelenk und setzte sich zum Warten hin. Schließlich wurde die Hinterbank wach.

»Wo sind wir?«

»Kopf aufs Kissen! Es wird noch geschlafen«, befahl Anna.

»Das sind Rettungswesten, keine Kissen.«

»Psst. Kopf auf die Rettungsweste!«

»Wo ist Papi?«

»Psst.«

Da saß Anna dann und wartete, dass die Landschaft wiederkehrte. Hinter dem Weiß verging die Zeit.

12

Es war Abend, als Anna aus dem Schrank kam. Sie beschloss, das Schlafzimmer zu beschreiben:

Beiger Samtvorhang mit Blumenmuster.

Roter Teppichboden.

Ungemachtes Ehebett aus Holz, eine gemeinsame Bettdecke, Bettbezug mit Knöpfen unten. Kopfabdruck im Kissen.

Der Nachttisch: Wasserglas, Brille, aufgeklappter Nagelschneider.

Sie hörte das Geräusch des Fernsehers von unten, die Nachrichten fingen gerade an. Warum machte Thomas sich die Mühe? An diesem Tag würde es auf der Welt kaum andere Nachrichten geben als die königliche Hochzeit. Charles hatte heute Diana geheiratet, und das ganze Land hatte freibekommen und die Zeremonie an den Fernsehschirmen verfolgt.

Leise ging Anna die Treppe hinunter und machte die Wohnzimmertür auf. Thomas erschrak dermaßen, dass er sich den Mund am heißen Tee verbrannte, den er sich offenbar gerade eingegossen hatte.

»Wo bist du gewesen? Ist alles in Ordnung?«

»Entschuldige.«

»Ist was passiert?«

Anna schüttelte den Kopf.

»Ich kam aus der Dusche und konnte dich nirgendwo finden! Bist du in die Stadt gegangen?«

»Ich wollte einfach allein sein«, sagte Anna.

»Du hättest wenigstens eine Nachricht hinterlassen können! Du bist doch nicht beim Arzt gewesen oder so?«

Anna überlegte kurz, dann entschied sie sich dafür, zu sagen: »Ich war im Kleiderschrank.«

Thomas starrte sie an. Sie sah ihn im Ruderboot sitzen und unbeholfen losfahren. Thomas konnte nicht rudern, das Boot trieb langsam in die Mitte der Bucht. Von dort aus sah Thomas sie an, die eingeholten Ruder vor sich auf der Bank. Anna stand auf einem Felsen, nackt und frierend. Der Wind hatte auf Nordost gedreht.

»Im Kleiderschrank?«, fragte Thomas.

Anna nickte.

»Die ganze Zeit?«

»Ja.«

»Vier Stunden.«

»Ich weiß nicht.«

Anna war überrascht, wie lange Thomas stumm bleiben konnte. Der Wind drückte das Boot langsam auf das gegenüberliegende Ufer zu.

»Manchmal habe ich Lust, einfach loszugehen«, fing Anna an. »Ohne jede Richtung, einfach zu gehen. So sehr, dass … Manchmal ist es besser, dass ich mich dann hinsetze.«

»Was ist am Gehen so schlimm?«

»Ich kann nicht unbedingt aufhören damit«, erwiderte Anna.

Sie begriff, dass etwas in Bewegung geriet. Etwas öffnete sich, wie an einem fremden Ufer, wenn man sich vorstellte, das Wasser würde gleichmäßig tiefer werden, und plötzlich begriff, dass man keinen Boden mehr unter den Füßen hatte.

»Kannst du nicht schwimmen?«, fragte Anna.

»Wie bitte?«, fragte Thomas und starrte Anna von der Couch aus an.

»Kannst du nicht schwimmen?«

»Nein. Aber was hat das damit zu tun?«

Dann sah Anna, wie Thomas sich schüttelte. Es erinnerte an die Art, wie Hunde sich schüttelten, wenn etwas ihr Verständnis überstieg. Die Ohren klatschten gegen den Kopf, es war ein Schütteln, das den ganzen Körper durchzuputzen schien. Ich verstehe nichts, aber es sei, wie es sei.

Thomas schüttelte den Kleiderschrank aus dem Bewusstsein, schaute Anna dann wieder auf vertraute Weise an und gab ihr zu verstehen, sie solle zu ihm kommen. Anna tat es.

»Anna, manchmal weiß ich überhaupt nicht, woran ich mit dir bin«, sagte Thomas.

Im Hintergrund kam eine Zusammenfassung der königlichen Hochzeit. Man war mittlerweile bei der Balkonszene angelangt, wo Prinz und Prinzessin dem Volk zuwinkten und sich dann küssten.

»Rate mal, wie oft sie schon gesagt haben, dass der Schleier acht Meter lang ist«, murmelte Thomas. Er mochte das Königshaus nicht, und trotzdem hatten sie sich die ganze Übertragung angesehen. Allerdings hatte es auch keine Alternative gegeben, denn alle drei Sender hatten die Hochzeit gebracht: mit zwei verschiedenen Kommentaren und für Gehörlose zusätzlich mit Gebärdensprache.

»Das mit dem Kondom tut mir leid«, fing Thomas an. »Die Verpackung war ganz, und … Vielleicht habe ich es mit dem Fingernagel aufgerissen oder so.«

»Daran ist nichts zu ändern«, sagte Anna leise. »Und wahrscheinlich macht es auch nichts.«

Dann ließen sie es draußen dunkel werden. Männer aus dem Restaurant gingen die Eisentreppe hinauf, andere riefen etwas aus dem Küchenfenster.

Ein Plüschsofa in der Farbe von Beerenbrei. Drei Kissen aus Kunstfaser.

Ein Couchtisch mit Rauchglasplatte. An den Beinen schwarze Kunststoffrollen mit Reifen aus grauem Gummi.

Die Abdrücke der Räder im Teppichboden.

Das Fernsehprogramm, aus der Zeitung ausgeschnitten.

Ein leerer Aschenbecher. Ein leerer Obstkorb.

Der Gaskamin, der Kaminrand, eine Haarspange, ein Schlüsselbund, ein Foto.

Dort standen sie, Anna und Thomas. Einer der Gäste hatte das Bild gemacht. Anna sah Thomas an, und Thomas sah Anna an. Anna trug Arbeitsklamotten und hielt eine Tube mit Kitt in der Hand. Thomas hatte eine Tüte mit Essen aus dem indischen Restaurant von unten sowie einen Blumenstrauß in den Händen, denn es war Annas Geburtstag. Anna erinnerte sich, wie sie lachen mussten, weil die Renovierung noch lange nicht fertig war und sie vergessen hatten, dass Gäste kamen. Der ganze Abend war heiter gewesen, die Gäste hatten auf Möbeln gesessen, die mit Laken abgedeckt waren, es hatte nach feuchter Tapete gerochen, die sich stellenweise löste. Thomas kochte Kartoffeln und Linsen und improvisierte daraus eine Suppe, und Anna spielte Musik vom Kassettenrekorder, weil sie den Plattenspieler wegen des Staubs in einem Karton verpackt hatten.

Sie sahen auf dem Foto so wirklich aus. Wie ein normales, fröhliches Paar. Vielleicht war das damals so gewesen.

13

Am Anfang hatte sich Anna nach wilder Natur gesehnt. Wenigstens nach einem einzigen richtigen Wald, einem ungeschliffenen Felsen. Aber dann hatte sie begriffen, dass in London immer nur eine ältere Schicht der Stadt zum Vorschein kam, wenn man an der Oberfläche kratzte. Zwar gab es Bäume in den Parks, aber die Parks hatten Besitzer, sie waren eingezäunt und ihre Tore über Nacht geschlossen. Das einzig Wilde, was man in London fand, war die Stadt selbst. London war ein lebendiger Organismus, viel zu groß, um beherrscht zu werden, die Stadt war im Fluss, schluckte und versenkte einen, ihr fehlte ein klares Zentrum. Sie war ein Gewebe aus Hunderten zusammengewachsenen Dörfern. Abends floss der Verkehr als roter und weißer Strom in ihren Adern, sie atmete im Takt der Staus, sie verbrannte sich selbst und wuchs dann nach. Sie hatte einen eigenen Willen, den die Stadtplaner ihr nicht verordnen konnten, ihre Straßen verliefen, wo sie wollten und wo sie schon immer verlaufen waren.

London beruhigte Anna, denn es brachte sie dazu, sich klein zu fühlen. Oder vielleicht hatte sie sich auch schon immer klein gefühlt, aber in London war es leichter, das zu ertragen. Niemand bildete sich groß was auf sich ein, wenn es um ihn herum Millionen anderer Menschen gab. Die Menschen wohnten in kleinen Häusern, die Gehsteige waren so schmal, dass man gezwungen war, den entgegenkommenden Menschen zu grüßen, und die endlosen kleinen Straßen mit ihren Reihen kleiner Häuser reichten bis über den Horizont hinaus. Auch die Busse waren so eng, dass die Knie der Männer gegen die Sitze vor ihnen stießen. Es gab keine Wolkenkratzer, keine grellen Ausrufezeichen.

Am meisten freute sich Anna am Morgenverkehr. In den Morgen lag Verheißung. Die Menschen rochen noch nach Seife und Haarlack, sie atmeten Kaffee und Zahnpasta aus, die Kragen der Männer und die Seiten der Zeitungen waren glatt, die Spitzen der Pferdeschwänze bei den Frauen noch feucht von der Dusche. Bis zum Abend war der Tag um mehrere Jahre gealtert – die Haare waren ihren Frisuren entwichen, die Haut glänzte, die Hemden knitterten unter den Armen, Einkaufstüten sorgten für schlechte Haltung, und der Geruch nach Seife hatte sich abgenutzt.

Manchmal, wenn Anna eine Rolltreppe betrat, stellte sie sich vor, am Meer zu sein. Die Treppe schluckte sie wie eine Welle, trieb sie davon, drückte sie rauschend unter die Oberfläche. Der Luftzug ließ die Haare wehen.

Anna arbeitete in einem Greasy-Spoon-Café in der Nähe des Bahnhofs Hackney. »Fettiger Löffel« war die freundliche Bezeichnung für Cafés, in denen es von morgens bis abends englisches Frühstück gab. Das Lokal hatte abgenutzte Wachstischtücher, auf jedem Tisch standen Essigflasche, Salzstreuer und Aschenbecher, und an der Wand hing eine Tafel mit dem Angebot.

Basisfrühstück: Wurst, Speck, Rührei, Tomate, Pilze, Bohnen, zwei Scheiben Toastbrot. £ 1.99.

Super: zwei Würste, doppelt Speck, Rührei, Blutkuchen, Tomate, Pilze, Bohnen, vier Scheiben Toastbrot. £2.99.

Schottisch: Wurst, geräucherte Makrele, Spiegelei, Blutwurst, Pilze, Hash Browns. £1.99.

Der Tee zog in großen Behältern, in die im Lauf des Tages einfach abwechselnd Teeblätter und Wasser nachgefüllt wurden. Er war schwarz wie Kaffee und wurde automatisch mit einem Schuss dicker Vollmilch verdünnt.

Anna und die anderen Frauen im Café trugen blaue Schürzen, die man über den Kopf zog und an den Seiten mit Druckknöpfen verschloss. In die Tasche passten ein Stift und ein kleiner Notizblock mit karierten Blättern. Die Haare mussten gebunden sein; Sally, die Besitzerin, trug sogar einen kleinen, ulkigen Hut auf ihrer Dauerwelle. Sie nannte sämtliche Kunden Liebling, Schatz, Küken oder Häschen. In Annas Ohren klang das schön, auch wenn ihr klar war, dass sich mit den Kosenamen nichts Persönliches verband.

Eines stillen Nachmittags hatte sich Thomas mit seiner Zeitung an einen Fenstertisch gesetzt. Er fing an, mit Anna zu plaudern, versuchte zu erraten, woher sie kam, beantwortete zusammen mit Sally die Quizfragen im Boulevardblatt und erzählte Anna von seiner Heimatgegend. Er beschrieb die Flickendecke der Felder, die hügelige Landschaft und das zwischen den Hügeln aufblitzende Meer.

Thomas wirkte inmitten des Fettgestanks wie ein frischer Nordostwind. Er schien leise Wassergeräusche von sich zu geben, wenn er sich bewegte, die Augen schnellten schräg nach oben, er ging flink und roch nach frischer Wäsche. Er sah aus, als wäre er im Freien aufgewachsen und gerade erst im Hafen eingelaufen, vollkommen anders als die Menschen, die immer nur im Fluss der Stadt dahintrieben.

14

In Annas Gedächtnis fehlten kleine Teile. Den anderen fiel das nicht auf, denn bei Ausländern kommt es ohnehin zu Missverständnissen, aber Anna selbst erahnte die Lücken. Alles, was mit der Vergangenheit zu tun hatte, wirkte verrostet, verbogen, verschmälert und verfärbt. So konnte sie sich zum Beispiel an die drei Winter vor der Begegnung mit Thomas überhaupt nicht erinnern. Im Frühling, Sommer und Herbst jener Jahre war sie viel zu Fuß gegangen, aber die Winter schienen verschwunden zu sein. Wahrscheinlich hatte Thomas gemerkt, dass Anna nicht gern über die Vergangenheit sprach, und darum keine Fragen gestellt.

Wenn Anna alleine war, starrte sie manchmal an die Wand und versuchte sich selbst zu sehen. Je länger sie hinschaute, desto langsamer und dunkler wurde die Gestalt, die von der Wand zurückstarrte. Schließlich war nur noch ein alter, müder Klumpen übrig, der aussah wie Morra in den Mumin-Büchern. Ein faltiges, altes, zerknittertes Gespenst, ein zottiger schwarzer Bär aus Kinderbüchern.

Besser in Bewegung bleiben, entschied Anna. Der Bär folgte, holte sie aber wenigstens nicht ein.

Als Anna in London Heimweh bekam, fing sie an, über das Saubermachen zu streiten. Im Saubermachen verdichtete sich alles, was an England falsch und sonderbar war. Sie marschierte auf den Markt, kaufte eine neue Waschschüssel und räumte dann den Putzschrank unter dem Spülbecken auf.

»Diese Schüssel ist *nur* zum Möbelabwischen!«, verkündete Anna und fuchtelte mit der Neuanschaffung vor Thomas' Gesicht herum. »Diese Schüssel wird *nicht* benutzt, um Handwäsche zu waschen oder das Fahrrad zu putzen! Und das hier ist eine Spülbürste, mit der wird gespült und nicht mit irgendwelchen ekligen Lappen. Es widert mich an, wenn man mit demselben Lappen die Gläser spült und den Tisch abwischt. Und dann wird auch noch mit Schuhen im Haus herumgelaufen. Und keiner spült den Abwasch mit klarem Wasser ab!«

Anna vermisste die Kiefernölseife. Sie wollte keine Lufterfrischer mit Fliederduft und keine Lavendelkissen, sie wollte einen anständigen Baumwollputzlumpen und Flüssigseife aus Kiefernöl. Sie wollte eine Tagesdecke überm Bett, sie wollte einen Holzfußboden, den man so sauber bekam, dass man darauf Hefeteig machen konnte, sie wollte kein Bad mit Teppichboden, sie wollte einen Teppichklopfer und Flickenteppiche, die man am Teppichgestell ausklopfen konnte, sie wollte einen warmen Fußboden, sie wollte eine glatte Zeitung, die bis vor die Haustür gebracht wurde, sie wollte einen Windfang und Türen, unter denen es nicht durchzog, sodass die Blätter der Zimmerpflanzen wedelten. Sie wollte Heizkörper, die immer an waren, ohne dass man dafür extra bezahlen musste, sie wollte einen Elektroherd, sie wollte eine Wäscheleine, von der die Wäsche nicht gestohlen wurde und an der sie auch nicht innerhalb von einer Woche verrußt war. Sie wollte Brennholz, keine Kohle, sie wollte einen Wasserhahn, bei dem kaltes und heißes Wasser aus derselben Öffnung kamen. Sie wollte eine funktionierende Dusche und ein Bad, von dessen Wänden man nicht zweimal im Jahr den Schimmel abwischen musste. Und im Flur wollte sie ein anständiges Schuhregal haben.

An solchen Putztagen versuchte Thomas, so gut es ging, still zu bleiben. Er ließ seine Schuhe im Schlafzimmer stehen, drehte den Gaskamin wärmer als sonst und schrubbte das WC sowie sämtliche Waschbecken im Haus. Normalerweise buk Anna zum Abschluss ihres Putzzorns Zimt-Hefewecken, und dann wusste Thomas, dass das Schlimmste vorbei war, sofern er nicht die Fenster aufmachte und Zug verursachte, der den Hefeteig zusammenfallen ließ. Nach dem zweiten Blech Hefeteilchen akzeptierte Anna bereits einen Tee, und sie nahmen am sorgfältig desinfizierten Tisch Platz.

»Es ist nicht meine Schuld, dass England so ist«, sagte Thomas.

»Natürlich nicht.«

»Wegen mir müssen wir nicht sauber machen. Mich stört die Unordnung nicht.«

»Ich mache aber gerne sauber«, erwiderte Anna.

»Wir kriegen dabei bloß immer so einen Streit«, seufzte Thomas und ging nach oben.

Zum Abschluss der Nachrichten kam der Wetterbericht. Anna schaute auf die Wolkenfront, die vom Atlantik heranrollte, zuerst über Irland und dann über England hinwegfegte, entlang der Bergketten nach Nordosten abbog und schließlich in der oberen Ecke des Bildschirms verschwand. Anna rechnete aus – Dienstag, Mittwoch, Donnerstag –, wann die Front Südfinnland erreicht haben würde. Die Wetterkarte gab ihr das Gefühl, noch in Kontakt mit der Heimat zu stehen. Auch wenn es niemanden gab, den sie anrufen, nichts, wohin sie zurückkehren konnte, so fiel doch derselbe Regen auf sie und ihre Heimat, und derselbe Wind warf Bäume und Strommasten um. Anna dachte an die Sandkörner, die in der Sahara aufgewirbelt und vom Wind nach Europa getragen wurden. Vielleicht fiel auf ähnliche Weise das Wasser, das hier aufstieg, in der Heimat als Regen auf die Erde. Vielleicht hatte der Buchfink, der hier den Winter verbrachte, im Vogelhäuschen auf ihrer Insel gebrütet.

15

Weihnachten rückte näher, aber auf die falsche Art, verquer und fremd. Die Weihnachtslieder fehlten, ebenso die echten Weihnachtsbäume, das echte Stroh, die echten Kerzen, nichts roch nach Zimt und Nelken. Und das Gras war grün, wenn auch vom Regen ausgelaugt und matschig.

In der High Street wurde die Weihnachtsbeleuchtung schon im November eingeschaltet, wenn die Hindus das Diwali-Fest feierten. Im Dezember änderten die Lichter dann einfach ihre Bedeutung und wurden zu Weihnachtslichtern. In den Parks spielten die Jungen weiterhin jeden Samstag Fußball und machten ihre Shorts und Shirts schmutzig.

Thomas schlug vor, über Weihnachten nach Devon zu fahren. Bei der Gelegenheit könnte er Anna seiner Familie vorstellen.

Nach gut vier Stunden Fahrt bogen sie in eine enge Straße ein. Sie schlängelte sich schmal einen Hügel hinauf, auf beiden Seiten wuchsen vier Meter hohe Hecken, die stellenweise ein grünes Dach über der Straße bildeten. Als führe man durch einen grünen Tunnel, dachte Anna. Dann öffneten sich ringsum Felder, von den Heckenzäunen in unterschiedlich große grüne Flicken geteilt, und hier und da weidete eine Schafherde. Anna stellte sich vor, mitten durch eine englische Fernsehserie zu fahren.

Es war schwer zu bestimmen, inwiefern die Landschaft verkehrt war. Vielleicht war alles einfach zu grün und hübsch, zu rund und harmlos. Anna fragte sich, wie sie sich je an eine solche Landschaft gewöhnen sollte, wie sie sich je mit Wiesen und Weiden verbunden fühlen könnte, denen der Wald und der Fels fehlten, das Raue der Nadelbäume, die graue Störrigkeit der winterlichen Wälder, die vom Schnee geglättete Farblosigkeit.

Ein gehäkelter Vorhang, ein Fenster in schlechtem Zustand.

Das verzogene Muster des Vorhangs.

Am unteren Rand ein Loch von den Krallen der Katze.

Während der Essenspause saß Iwan Mischukow auf der Brennholzkiste und betastete den Vorhang. Er steckte seine kleinen Finger in die Löcher der Spitzen, wie auf der Suche nach dem richtigen Wort, griff aber ins Leere. Schritt, Schritt, Schritt, Unterbrechung. Wo kam das jetzt plötzlich her?

Iwan hatte die Gegend gewechselt. Ihm war es gelungen.

»Eve wohnt da drüben«, sagte Thomas und deutete auf ein weißes Haus auf der linken Seite. »Du kannst winken, sie liegt ja doch am Fenster auf der Lauer.«

Anna winkte Thomas' Schwester.

Dann waren sie an dem Haus vorbei, dessen Schafzaun setzte sich entlang der Straße fort, vorne kam die nächste dichte Hecke. Auf ihrer Höhe bremste Thomas ab, hielt an und stieg aus, um das Tor zu öffnen, das mitten im Gebüsch aufgetaucht war.

Das Haus war alt und grau verputzt. Hier und da kamen die Backsteine unter dem Putz zum Vorschein, und im hinteren Teil gab es einen neuen Flügel aus gelben Klinkern. Thomas setzte sich wieder ins Auto und fuhr auf das Grundstück. Auf beiden Seiten des Hauses dehnte sich der Garten aus und schien jenseits des Rasens in eine Art Wald überzugehen. Auf der Torseite lagen die Gemüsebeete, etwas weiter weg sah man Obstbäume und Beerensträucher. Direkt vor dem Auto stand eine alte Garage, deren Tor halb offen über dem Fahrzeug darin schwebte.

»Pass auf, hier ist es matschig«, sagte Thomas und hielt Anna die Autotür auf.

»In England ist es immer matschig«, entgegnete Anna und stieg aus.

Thomas' Mutter kam ihnen entgegen. Sie war eine grauhaarige Frau mit stolzem Busen und schien so fest auf der Erde zu stehen wie ein Baum. Anna musste an die Mutter des Weihnachtsmannes denken, und dieser Gedanke bereitete ihr gute Laune.

»Anna!«, sagte Edith und blieb vor ihr stehen. »Herzlich willkommen! Es ist so schön, dich endlich kennenzulernen. Thomas hat gesagt, dass du Englisch kannst. Das ist gut, denn in diesem Land werden keine Fremdsprachen gelernt. Eve hat gerade angerufen.«

Edith drehte sich um und ging zum Haus zurück. Thomas hängte sich die Taschen über die Schultern und nahm Anna an der Hand.

»Zieh nicht die Schuhe aus«, sagte Edith gleich im Flur. »Ich bin die meiste Zeit des Tages im Garten beschäftigt, da mag ich nicht jedes Mal die Schuhe ausziehen, wenn ich reinkomme, und dementsprechend sieht der Fußboden aus.«

Thomas und Anna setzten sich an den Tisch. Anna sah sich im Zimmer um und fing innerlich mit dem Beschreibungsspiel an.

Schmutziger Teppichboden, gelbe Schnörkelmuster auf rotem Grund, in der Mitte der Muster braune Quadrate.

Kamin, rußbefleckter weißer Bogen, auf dem Kamin zwölf Familienbilder und ein Windhund aus Porzellan. Auf dem zweiten Foto von rechts Anna und Thomas. Leere Teetasse.

Vitrine, Fasan, Reh, Ente und ein Kännchen aus Porzellan. Kreuzworträtsel, Bleistift, Anstecker.

Braunes Sofa. Blumenkissen. Aschenbecher.

Unter der Decke eine Nylonschnur, an der einundsiebzig Weihnachtskarten hängen. Siebzehn Rotkehlchen, fünfundzwanzig Landschaften, vier Schneemänner, sechs verschneite Fenster, achtzehn Wichtel, ein Sternenhimmel.

Anna war mit der Liste nicht zufrieden. Das Haus war gemütlich, aber so voller Einzelheiten, dass es schwer war, alles exakt zu beschreiben. Überall lagen Stapel, die alles Mögliche zu enthalten schienen. Auf dem Gartenkatalog lag ein Telefonbuch, aus dem Zettel quollen, neben einer Lupe ragte ein Stapel leerer Margarinedosen auf nebst einem Stoß konservativer Zeitungen. Falsches Bildformat, würde Antti jetzt sagen. Größer, größer. Anna fing von vorne an:

Niedrige Decke, kleine Fenster, schwere Möbel.

Schmutziger Teppich, schmuddelige Decke, im Geschirrschrank aus Holz sauber einsortiert ein blau-weißes Willow-Service. Schon besser.

»Anna. Nimmst du es mit dem Aufräumen und Saubermachen sehr genau?«, fragte Edith, während sie die Teetassen auf den Tisch stellte.

»Ich glaube nicht«, antwortete Anna.

»Das ist gut«, meinte Edith. »Ich habe zu Eve gesagt, sie soll hier wenigstens mal saugen, wenn Anna schon mal kommt, aber das war es dann mit dem Putzen.«

»Anna hat so wenige Sachen, dass man sie gar nicht durcheinanderbringen kann«, sagte Thomas.

»Ich wiederum kann nichts wegwerfen«, sagte Edith und wies in alle Richtungen. »Man weiß nie, wann man was mal brauchen kann.«

»Mir gerät der Kopf durcheinander, wenn ich zu viele Sachen um mich habe«, erklärte Anna. Es stimmte, dass sie selten etwas aufhob, und was sie besaß, verstaute sie gern in Kästen, auf Bügeln oder in Ordnern. Wenn sie eine Hose brauchte, öffnete sie die Hosenkiste und nahm eine heraus. Wenn sie einen Schlüssel brauchte, öffnete sie den Schlüsselkasten und entnahm ihm den richtigen Schlüssel. Würde sie aber zum Beispiel Postkarten und alte Busfahrscheine im selben Kasten aufbewahren wie die Schlüssel, würde sie jedes Mal sofort an vergangene Busfahrten denken oder Postkarten lesen und darüber den ursprünglichen Grund für das Öffnen des Kastens vergessen.

Es gab so viel, woran Anna sich nicht erinnern wollte oder konnte. Das Erinnern weckte den Bären und schickte Morra mit schleifendem Umhang auf den Weg am Ufer entlang. Vielleicht hatte sie einfach zu schwere Gedanken im Kopf.

Jetzt saß Anna hier.

Weihnachten stand bevor, um sich herum hatte sie eine fremde Landschaft und fremde, freundliche Menschen. Vielleicht würde sie sich daran gewöhnen.

16

Anna stand neben dem Bett und schaute auf den schlafenden Thomas. Es war so dunkel im Zimmer, dass die Gesichtszüge schwer zu erkennen waren, aber sie sah ihn aufschrecken und sich das Kinn reiben.

»Ich glaube, ich mache einen Spaziergang«, sagte Anna leise.

»Mitten in der Nacht?« Thomas setzte sich auf.

»Ich hab einfach Lust, ein bisschen zu gehen.«

»Anna, du kennst dich hier doch gar nicht aus. Komm einfach schlafen!«

Anna antwortete nicht, sondern stand nur da und spürte, dass ihr Erde auf die Zehen rieselte.

»Was hast du da in der Hand?«, fragte Thomas. Anna blickte auf ihre Hände und kreischte. Der Farn fiel zu Boden.

»Was ist das?«, fragte Anna.

»Ein Farn.«

Tatsächlich stand ein leerer Tonkrug auf der Fensterbank, und Blumenerde war auf den Boden gerieselt. Anna starrte verdutzt auf den Farn und auf ihre Hände, die voller Erde waren.

»Hier ist es schmutzig«, sagte sie und wischte sich die

Hände am T-Shirt ab. »Ob sie Antti schon zurechtgemacht haben?«

»Was?«

»Antti.«

»Wovon redest du?«

»Sie haben gesagt, ich kann ihn sehen, sobald sie ihn ein bisschen zurechtgemacht haben.«

Thomas sah Anna bestürzt an.

»Also wer warst du noch mal?«, fragte Anna dann so neutral, wie sie konnte.

»Ich bin Thomas.«

Anna brach in Tränen aus. Sie stützte sich auf den Bettrand und wirkte plötzlich müde und zerbrechlich wie eine alte Frau. Thomas ergriff behutsam ihre Schultern und zog sie an sich. Sie drückte den Kopf an seine Brust.

»Es kann doch nicht so schrecklich sein, dass sie eine ganze Woche brauchen, um ihn zurechtzumachen …«, schluchzte Anna leise.

»Von wem redest du?«, wollte Thomas wissen. »Anna, ich weiß überhaupt nicht, wovon du sprichst.«

»Ich spreche von der Erde, davon, dass … Warum haben sie welche hierhergebracht? Warum habt ihr Erde auf dem Fußboden?«

»Ach, Liebes. Du stehst ja vollkommen neben dir.«

»Lass uns daheim anrufen«, flüsterte Anna.

»Wo daheim?«

»Rufen wir daheim an.«

Am nächsten Morgen wachten Thomas und Anna unter derselben Decke auf. Thomas stellte keine Fragen. Er streichelte Anna, ließ das Streicheln dann in Liebkosungen übergehen. Sie sprachen nicht, fassten sich nur an, als wollten sie sich vergewissern, dass alle Einzelheiten noch da waren. Sie liebten sich auf vertraute Weise, taten nur vertraute Dinge, vielleicht etwas zärtlicher als üblich, vielleicht ein wenig wehmütig. Als stünde eine Trennung oder eine lange Reise bevor.

Nach dem Frühstück gingen sie den Weihnachtsbaum holen. Ediths Garten war groß und verwinkelt, er wucherte und quoll über. Man hatte ihn kontrolliert verwildern lassen, er war voller Bäume und Sträucher wie ein dichter Wald. Wenn man ihn betrat, wurde es dunkel. Zypressen, Rhododendren und verschiedene unbekannte Büsche und Sträucher sorgten für Kurven im Weg und verbargen hinter ihren Ästen Beete und windgeschützte Sonnenflecken. Je weiter man ging, desto vernachlässigter und ungepflegter kam einem der Garten vor. Je stiller es wurde, desto höher wuchs das Gebüsch.

Thomas ging zu einer jungen Fichte hinter einem Jasminstrauch und rammte den Spaten in ihre Wurzeln.

»Was tust du da?«, wunderte sich Anna.

»Ich grabe den Weihnachtsbaum aus«, antwortete Thomas und schaufelte die Erde um die Fichte herum weg. »Bringst du mir mal den Eimer?«

»Wie willst du die aus der Erde bekommen? Die hat doch Wurzeln.«

»Die wachsen innerhalb eines Jahres nicht so viel. Wir haben sie schon zweimal hintereinander an Weihnachten benutzt.«

»Ihr setzt sie nach Weihnachten wieder hier ein?«

Thomas nickte.

»Sie steht ein oder zwei Wochen im Eimer, dann kommt

sie hierher zurück. Nach vier Jahren ist sie so groß, dass wir eine neue kleine Fichte kaufen.«

»Bei uns wird die Fichte abgesägt und in einen Ständer gestellt, wo sie dann gegossen wird«, erklärte Anna und hielt den Stamm der Fichte fest, während Thomas den Spaten tiefer unter die Wurzeln schob.

»Jetzt müsste sie sich lösen. Geht es?«

Anna hob den Baum an, Thomas hielt den Spaten unter den Erdballen. So beförderten sie die Fichte gemeinsam in den Eimer.

»Das da drüben war der erste Weihnachtsbaum meiner Eltern«, sagte Thomas, und Anna schaute auf die ausgewachsene Fichte, die zwischen den Eichen aufragte.

»Sind alle Fichten hier Weihnachtsbäume?«

Thomas nickte. Anna zählte, dass insgesamt zehn unterschiedlich große Fichten im Garten verstreut standen. Das ergab vierzig Jahre.

»Und jetzt der Pflichtbesuch im Obergeschoss«, sagte Thomas und machte sich auf den Weg zum Haus.

Die zweiundachtzigjährige Großtante von Thomas und Eve wohnte in einem der Zimmer im Obergeschoss. Nachdem sich ihre Alzheimer-Erkrankung verschlimmert hatte, hatte Edith die Tante zu sich genommen, denn diese hatte keine Kinder, und ihre Geschwister waren schon tot. Sie sprach nicht mehr, sondern gab nur noch einsilbige Laute von sich: »Mimimimimimi. Lowlowlow.«

Thomas und Anna standen an ihrem Bett. Thomas drückte seiner Großtante rasch die Hand und sagte lauter als sonst: »Das ist Anna.«

Der Körper der alten Frau war geschrumpft wie eine Rosine. Sie sah aus wie ein Kind, das sich in das Bett eines Erwachsenen verirrt hatte, der dünne Pyjamastoff umhüllte ein knochiges, gekrümmtes Wesen, die Augen und die zu große Brille, die sie einrahmte, betonten die Kleinheit des Gesichts. Auf dem Kopf saß eine gehäkelte Baumwollmütze.

Die Tante reagierte nicht, lag nur da, den Kopf von zwei Kissen gestützt, und starrte an die Decke. Ihre Augen waren leer, der Mund stand offen. Die Brille hing schief. Anna musste an das Bild aus dem Kinderbuch denken, das den alten, dicht behaarten, auf Rotkäppchen lauernden Wolf zeigte.

»Mama, warum hat die so große Ohren?«, fragte Eino Oskari auf der anderen Seite des Bettes. Die faltigen Ohrmuscheln, die unter der Mütze herausgerutscht waren, standen tatsächlich in unverhältnismäßiger Größe ab.

»Bei alten Leuten schrumpft der Kopf, aber die Ohren bleiben, wie sie waren«, erklärte Anna. »Darum sieht es so aus, als würden die Ohren wachsen.«

Der Junge dachte kurz über die Antwort nach.

»Mama, warum hat die so große Zähne?«

»Die sind aus Plastik. Die wurden für ihren Mund passend gemacht, als die Tante noch groß war.«

»Wird sie uns fressen?«, fragte Liina-Liina.

Anna schmunzelte und schüttelte den Kopf. »Sie ist nur eine alte Oma.«

»Aber ihr wachsen Haare im Gesicht«, sagte Ahti Joonas, der zwischen den anderen hindurchlugte.

Das stimmte. Grauer Flor überzog die Wangen der Tante, und hier und da waren die Haare dicker und ringelten sich leicht. Neben dem haarigen Gesicht verstärkten die künstlichen Zähne und die zu große Brille den Gesamteindruck.

Als hätte jemand der Alten eine Maske aufgesetzt. Oder ein anderes Wesen als Oma maskiert.

»Komm, wir gehen«, sagte Thomas und nahm Annas Hand. »Jetzt können wir meiner Mutter sagen, dass wir hier gewesen sind.«

»Vielleicht beißt sie trotzdem«, meinte Eino Oskari. »Gehen wir lieber weg.«

17

Den ganzen Tag über stellte Thomas keine Fragen. Ein oder zwei Mal erwischte sie ihn dabei, wie er sie anschaute, aber er fragte nichts. Stattdessen berührten sie einander sanft, und Thomas sprach zu seinen Verwandten in der Wir-Form über sich und Anna. Anna stellte sich vor, dass zwischen ihnen eine Schlammpfütze war, in die sie beide nicht hineintreten wollten.

Nach dem Abendessen saß Anna im Wohnzimmer und schaute fern, während Thomas Ediths Steuerunterlagen durchsah. Die Fichte im Eimer stand in der Ecke, duftete aber nicht. Der Plastikeimer war mit Silberfolie umwickelt worden. Man hatte der Tante geholfen, ins Erdgeschoss zu kommen, sie saß hinter ihrem Rollator im Sessel und starrte auf den Fernseher. Anna schaltete hin und wieder um, aber man konnte der Tante unmöglich am Gesicht ablesen, ob ihr eine Sendung besonders gefiel.

Hier saßen sie also, zwei unverheiratete Frauen, und im Eimer steckte eine geruchlose Fichte. Anna schmunzelte bei dem Gedanken.

Sie strich Eino Oskari, der auf ihrem Schoß saß, übers Haar. Es waren Anttis blonde Haare.

»Mama, woher weiß man, dass man lebt?«

»Das Herz schlägt, man atmet, und die Haut ist warm«, antwortete Anna.

Der Junge musterte eine Weile die neben ihm sitzende Großtante. Dann wandte er sich wieder Anna zu.

»Was passiert, wenn man zu atmen vergisst?«

»Das kann man nicht vergessen, mein Schatz. Die Lunge atmet automatisch. Auch wenn man schläft.«

»Und wenn es zu kalt wird?«

»Solange das Herz schlägt, wird es nicht zu kalt.«

»Warum hat die Oma da so viele Wolldecken?«

Eino Oskari war Antti am ähnlichsten. Kein ganz normaler Junge, sondern ein Kind, das nachdachte und sich gern mit Büchern beschäftigte. Eines, das einen mitten in der Nacht aufwecken konnte, weil es sich selbst mit der Vorstellung Angst gemacht hatte, unter der Stadt Hamina ticke ein Supervulkan. Eino Oskaris Pony war immer zu lang. Die Augen lugten unter den Haaren hervor, und bisweilen blies er sie über der Nase zur Seite. Auch die Nase war die von Antti.

»Ich habe heute über mein Herz nachgedacht, so«, sagte der Junge und zeigte, wie das Nachdenken aussah. »Aber dann habe ich vergessen zu atmen, und mir ist schlecht geworden. Das Herz ist übrigens so groß wie eine Faust. Meins ist so groß. Deins ein bisschen größer.«

Eino Oskari nahm Annas Faust und verglich sie mit seiner.

»Vom Herzen heißt es, es sei ein vom Willen unabhängiger Muskel«, sagte Anna. »Man kann es nicht beherrschen, es schlägt im eigenen Takt, so wie der Körper es braucht.«

»Wenn die Bären Winterschlaf halten, verlangsamen sie ihren Herzschlag.«

»Aber das entscheiden sie nicht selbst.«

»Sie entscheiden, wann sie Winterschlaf halten.«

»So wie du entscheidest, wann du schlafen gehst. Wenn du einschläfst, wird dein Herz automatisch langsamer.«

»Ich weiß, dass du lebst, weil dein Atem schlecht riecht.«

»Wonach riecht er?«

»Danach, wie er abends riecht.«

Anna lächelte und drückte den kleinen Jungen an sich. Diesmal protestierte er nicht, sondern erwiderte die Umarmung.

Plötzlich spürte Anna, dass sie angeschaut wurde. Sie begegnete den blassen Augen der Großtante. Diese hatte sich nach vorn gebeugt und betrachtete Anna aufmerksam, mit etwas unsicherer Miene. Zum ersten Mal sah Anna, dass die alte Frau direkt zu ihr herschaute. Ihre Lippen bewegten sich ganz leicht, als versuchte sie, in den hintersten Winkeln ihres Gedächtnisses Annas Namen auszugraben.

Anna wartete ab, aber es geschah nichts. Schließlich sagte die Tante leise: »Ühühühüü.«

Anna nickte.

Und dann begriff sie, dass sie noch etwas hörte. Aus der Kehle der Großtante, aus dem Kopf hinter den blassen Augen drang ein gleichmäßiges, leises Knurren. Die Großtante knurrte wie ein Tier.

Anna fiel eine Geschichte ein, die Antti ihr erzählt hatte. Die in Sibirien lebenden Tschuktschen waren der Überzeugung, dass sich ein Mann, der auf eine Eisscholle geriet und zu lange alleine dahintrieb, in einen Werwolf verwandelte. Vielleicht passierte das auch mit alten Frauen, die alleine blieben, dachte Anna. Wenn ihr Inneres zu lange alleine dahintreibt, wächst ihnen Fell, und sie nehmen Reißaus.

18

Das Weihnachtsessen endete mit dem Weihnachtspudding. Dabei handelte es sich um eine schwere Paste aus geriebenem Fett, getrockneten Früchten, Zucker, Sirup und Alkohol, die zwei Stunden in einer Kunststoffform dampfgegart wurde und dann mindestens elf Monate im Schrank stehen musste. Diesmal war der Weihnachtspudding schon vier Jahre alt und unter Ediths Bett hervorgeholt worden, wo auch die Marmeladengläser aufbewahrt wurden. Er wurde noch einmal zwei Stunden gedämpft und dann mit Brandy bestrichen und flambiert.

Die Lichter im Wohnzimmer wurden gelöscht, und Eves Mann John fing an zu singen. Der brennende Pudding wurde serviert, Thomas streichelte Annas Arm, dann setzten sich alle wieder hin.

Ding dong! Merrily on high
In Heaven the bells are ringing:
Ding dong! Verily the sky
Is riven with angel singing:
Gloria, Hosanna in excelsis!

»Ding dong, ding dong«, sagte Thomas und schenkte allen Wein nach. Die Flammen des Weihnachtspuddings brannten blau und brachten sogar die Augen der Großtante zum Leuchten. Als hätte sie für einen Moment verstanden, dass Weihnachten war. Was immer das für sie bedeuten mochte. Wir haben alle unser Weihnachten, dachte Anna. Dann erlosch der Pudding, es wurde dunkel im Raum, und die Brille der Tante trübte sich.

Die Söhne von Eve und John zankten sich darüber, wer neben Thomas sitzen durfte. Anna begriff, dass sie die Tischordnung durcheinanderbrachte, früher hatten beide Jungen an Weihnachten neben ihrem Onkel sitzen dürfen. Alle außer der Großtante trugen Seidenpapierhüte aus Crackers auf dem Kopf. Crackers waren in Geschenkpapier gewickelte Rollen in der Form von WC-Papierrollen, die man in der Mitte aufriss. Dabei knallte es, und ein zusammengefalteter Papierhut, ein kleines Plastikspielzeug und ein Zettel mit einem Witz fielen auf den Tisch. Auf Annas Zettel stand: »Was sagt ein Schneemann zum anderen? – Findest du nicht auch, dass es hier nach Karotten riecht?« Nachdem es geknallt hatte, lasen alle ihre Witze vor.

Thomas' ältere Schwester Eve war einige Jahre jünger als Anna. Sie gab sich ganz als große Schwester, und Anna fühlte sich von ihr beobachtet. Sie spürte, dass die Frau etwas unsicher war, wie sie Anna begegnen sollte. Vermutlich war Anna in mehrfacher Hinsicht schwer einzuordnen. Vielleicht war London von Devon aus zu weit weg. John hatte sich kaum nach Finnland erkundigt, er hatte lediglich wissen wollen, auf welcher Straßenseite man dort fuhr. Einer der Söhne hatte gefragt, ob es in Finnland Rollo-Toffees gab. Mehr hatte man über ihre Herkunft nicht wissen wollen.

»Sing du auch ein Weihnachtslied«, schlug Eve vor.

Anna überlegte kurz, aber ihr fiel kein einziges Weihnachtslied ein, das sie auswendig konnte. *Rati riti ralla*. Nein. *Das Kind versinkt im Schnee*. Nein. *Jingle Bells*. Nein. Schließlich sang sie:

Schlaf, schlaf, selig süß,
zart streichle dich der Wind.
Sinke, sinke in des Schlafes
Arme jetzt, mein Kind.

Schleiche, schleiche, alte Wölfin,
dorthin, wo die Felder sind.
Leise, leise, alte Wölfin,
schnappe dir das Kind!

Menschenkind, wach auf, wach auf!
Wo steckt nur deine Mutter?
Dein Mund ist aber furchtbar groß,
und deine Zähne liegen bloß.
Liegt dort etwa, Menschenkind,
deine eigne Mutter?

Anna sang alle Strophen ohne Unterbrechung nacheinander. Dann verstummte sie und schaute verwirrt auf die Portion Pudding, die auf ihrem Teller kalt wurde.

»Das ist schon eine außergewöhnliche Sprache«, sagte Edith. »Wovon handelt das Lied?«

»Von den Weihnachtsvorbereitungen der Wichtelmännchen«, antwortete Anna und schob sich einen Löffel voll Pudding in den Mund. Die fettige Fruchtmasse rollte über die Zunge, der warme Alkoholdampf stieg in die Nase, und auf den Lippen blieb ein glitschiger Butterfilm zurück.

Der Tisch war abgeräumt worden, die Küche voller schmutziger Tellerstapel, Töpfe, Gläser und Löffel in allen Größen. Thomas füllte den Rest der Pute in ein kleineres Gefäß, und Edith wickelte das übrig gebliebene Gemüse in Folie. Beide trugen noch immer die orangefarbenen Papierhüte. Auf dem Tisch wartete das unterbrochene Monopoly, aber John hatte die Jungen zum Zähneputzen und Schlafengehen abkommandiert. Anna hatte das Monopoly-Spiel amüsiert. Farbe und Gestaltung des Spielbretts kannte sie, aber die Straßennamen waren fremd. Die Schlossallee war der Trafalgar Square, und wo die Museumstraße sein sollte, stand »Fleet Street«.

Anna und Eve saßen im Halbdunkel. Draußen war es dunkel geworden, und niemand hatte im Wohnzimmer Licht angemacht. Der Weihnachtsbaum blitzte noch immer blau und weiß, und das grüne Kabel der schweren elektrischen Kerzen konkurrierte mit dem Lametta und den Plastikkugeln. Auf der Spitze thronte ein großer Engel.

Anna und Eve tranken einen Schluck Rotwein, dann fing Eve wieder an, über Kinder zu sprechen.

»Zuerst fragt man sich, wie man das alles schaffen soll, aber wenn es dann so weit ist, geht es eigentlich. Die Veränderungen kommen so nach und nach.«

»Ja.«

Eve redete die ganze Zeit. Anna wartete auf das Ende des letzten Satzes, auf einen Moment der Stille, damit sie ihre eigenen Gedanken hören und vielleicht selbst etwas sagen konnte. Aber Eve redete immer weiter. Erst wenn ihr jemand ins Wort fiel, verstummte sie, ohne sich jedoch unterbrochen zu fühlen. Anna fand das unhöflich, aber sie hatte gemerkt, dass im Fernsehen auch so geredet wurde. Der Interviewer fiel den Gästen ins Wort, der Moderator den Kandidaten, die Opposition dem Premierminister, und immer war mitten in der letzten Frage die Zeit um. Niemanden schien das zu stören.

»Als Jamie auf die Welt kam, waren John und ich ganz aus dem Häuschen und wollten alles perfekt machen. Bei Thomas war es viel leichter, man war sicherer und hatte nicht bei jeder Kleinigkeit Angst. Jamie bekam natürlich wahnsinnig viel Aufmerksamkeit, weil er der Erste war. Du hättest mal sehen sollen, wie sich sogar Thomas um ihn gekümmert hat. Er ist ja so kinderlieb. Und ihr? Wollt ihr Kinder haben?«

Da war es endlich heraus. Sie hatte lange darum herumgeredet, aber die eigentliche Frage kam ganz direkt.

»Ich habe schon Kinder«, beschloss Anna zu antworten.

Eve schaute ins Dunkel. Anna fuhr fort:

»Aber die sind gestorben.«

Eve schwieg. Endlich.

»Entschuldigung, das wäre mir gar nicht in den Sinn gekommen … Thomas hat nichts davon gesagt …«

Eve blickte über Annas Schulter hinweg in die Küche, wo Thomas die Putenfolie zusammenfaltete und dann das angebrannte Fett aus der Form kratzte. Anna trank einen Schluck Wein und hörte sich dabei die Wortliste an, mit der Eve jetzt wieder einsetzte: »Furchtbar, entsetzlich, erschütternd, schrecklich, traurig, armes, ärmstes, bedauernswertes Mädchen.«

Im Englischen gibt es so viele Adjektive, dachte Anna. Im Englischen konnte man auf mindestens zehn verschiedene Arten »Das ist aber schön« oder »Das ist aber unschön« sagen. Anna fand das faszinierend. Als Eve mit ihrer Liste fertig war, wurde es still. Anna spürte, dass Eve nachfragen wollte, aber Anna verlängerte die Pause, hörte zu, wie es durch die Fenster zog. Es herrschte Westwind.

Das genügte. Jetzt gehörte der Raum für einen Moment ihr, und sie nahm ihn mit ihren Kindern ganz ein. Niemand versuchte zu schubsen. Die Jungen hüpften auf den Sofas, und die Mädchen jagten einander mit der Kaminzange.

»Wann gehen wir auf den Spielplatz?«, fragte Ahti Joonas.

»Schaukeln, schaukeln!«, stimmte Kerttu Kirsikka ein.

»Ich glaube, hier ist keiner in der Nähe«, sagte Anna.

»Kann ich jetzt den Rock ausziehen?«, fragte Liina-Liinas Stimmchen hinter dem Sofa.

»Na gut, aber behalte die Strumpfhose an. Hier drin ist es ziemlich kalt«, sagte Anna, nahm das Mädchen auf den Arm und half ihr, den Rock auszuziehen.

»Warum?«

»Weil das Haus nur Einfachfenster hat.«

»Warum?«

»Weil es hier im Winter nicht so kalt ist.«

»Jetzt ist es kalt.«

»Stimmt. Aber die Leute hier sind die Kälte gewohnt.«

»Gewöhnen wir uns auch an die Kälte, wenn wir lange hier sind?«

Sechs Paar verschiedenfarbige und unterschiedlich gefleckte Augen sahen Anna an.

»Das weiß ich nicht.«

»Wenn wir zehn Jahre hier sind, gewöhnen wir uns dann daran?«

»Ich weiß nicht.«

»Wann fahren wir heim?«

Nicht alle Dinge kommen nach und nach, dachte Anna. Manche kommen wie eine Faust, wie eine Bombe, wie ein Auto, das auf der falschen Spur fährt, wie ein Absturz, wie ein Untertauchen, wie ein Stromausfall.

Dann bleibt einem für nichts Zeit.

Außer im Nachhinein.

Im Nachhinein bleibt einem massenweise Zeit. Man kann im Dunkeln sitzen und Rotwein trinken. Sich darüber unterhalten, auf welcher Seite die Autos fahren. Sich fragen, warum manche trotzdem anders fahren.

19

Vielleicht hatte es damit zu tun, dass sie Ausländerin war. Oft sprachen die Leute in ihrem Beisein über etwas und nahmen an, dass sie dem Gespräch, das in normalem Tempo geführt wurde, nicht folgen konnte. Auch jetzt redete Eve in der Küche frank und frei, obwohl sie genau wusste, dass Anna im Wohnzimmer saß. Aus Höflichkeit und um Thomas zu verschonen, schloss Anna die Augen und stellte sich schlafend.

»Ich wusste gar nicht, dass Anna Kinder hatte«, fing Eves Stimme an. »Das ist ja eine erschütternde Geschichte.«

Geschirr klapperte, Schränke wurden geöffnet und geschlossen.

»Sie hat keine Kinder«, antwortete Thomas' Stimme.

»Das hat sie aber gesagt.«

Es wurde frisches Wasser ins Spülbecken eingelassen. Anna hörte am Klappern des Geschirrs, dass Thomas gereizt war, auch wenn sie während des Wasserrauschens nicht hörte, was er sagte.

»Anna hat nie Kinder gewollt und ist es leid, dass sie immer wieder danach gefragt wird«, sagte Thomas' Stimme.

»Warum nicht?«

»Sie wollte einfach nicht.«

Teller wurden aufeinandergestapelt. Töpfe wurden geschrubbt. Alufolie knisterte.

»Was fragst du auch nach Sachen, die dich nichts angehen.«

»Du willst doch bestimmt Kinder?«

»Lass gut sein, Eve. Anna ist dreiundvierzig.«

»Aber du nicht.«

Der Wasserkessel auf dem Gasherd fing an zu rauschen. Ein Schrank wurde aufgemacht, Anna vermutete, dass Tee gekocht wurde. Sie stellte sich vor, wie Thomas die Teekanne leerte, sie mit heißem Wasser ausspülte und dann drei Teelöffel frischen Tee abmaß. Dann nahm er zwei Tassen aus dem Schrank und gab in beide ein wenig Milch.

»Ich habe ihr das mit den Kindern echt abgekauft.«

»Ein Mensch ist nicht krank, bloß weil er keine Kinder will.«

»Darum geht es hier nicht.«

»Und du weißt, worum es geht?«

»Ich habe halt ein bisschen Mitleid mit dir.«

Anna schlug die Beine unter und zählte innerlich die Postkartenmotive auf:

Siebzehn Rotkehlchen,
fünfundzwanzig Landschaften,
vier Schneemänner,
sechs verschneite Fenster,
achtzehn Wichtelmännchen,
ein Sternenhimmel.

Draußen regnete es. Es war Heiligabend, aber die Bäume hatten Blätter, und eine Amsel sang.

Anna war jetzt hier. Geschützt vor dem Regen, abseits von allem. Diesen Verlauf hatte ihr Leben genommen. Sie lebte und saß hier in diesem Wohnzimmer. Unter sich einen Sessel, darunter Teppichboden. Rotwein wärmte ihre Brust. Rotkehlchen, Schneemann, Wichtelmädchen.

Anna hatte dieses Leben und keine anderen Leben anderswo.

Anna lebte, mit einem faustgroßen Herz in der Brust.

Alles rann mit dem Wasser herab. Die Autos, die Krankenwagen, die kaputten Regenschirme, die Erinnerungsstücke, die kleinen Mädchen und Jungen – fast alles war dahin. Fast alles war dahin, zerknittert, von einem Kissen gestützt. Aber Annas Herz schlug, vom Willen unabhängig.

20

Am Stephanstag gingen Anna und Thomas zur Klosterruine. Deren steinerne Überreste zeichneten sich schwarz vor der untergehenden Sonne ab. Der Fluss neben dem Kloster war voller Plastikmüll. Zwischen Tüten, einem halben Fahrrad und einer Obstkiste stand ein Graureiher. Rosa Himmel, blau getönter Rasen, spiegelklarer Fluss, die saubere Gestalt des Reihers, weiter hinten ein weißer Kühlschrank, vom Fluss verstoßen. Die Luft roch nach Frühlingsabend, obwohl Dezember war.

»Was ist eigentlich am Heiligabend in dich gefahren?«, fragte Thomas schließlich. Er fragte es schüchtern, vorsichtig, beiläufig. »War das ein Albtraum?«

Anna schüttelte den Kopf. »Ich konnte mich nur nicht erinnern, wo wir sind.«

Sie gingen mit gleichmäßigen Schritten weiter, auch die Sätze waren gleichmäßig. Es war besser, in Bewegung zu bleiben.

»Ich dachte, du schlafwandelst vielleicht oder so.«

»Nein.«

»Du hast auch mich nicht erkannt.«

Anna starrte die Klosterruine an. Die Giebelwand ragte wie eine zerlumpte Gestalt auf, der Sims sah wie eine schlecht gepflegte Zahnreihe aus, Licht stach durch den schwarzen Stein. Hier und da sah man einen ganzen Bogen, ein verziertes Fenster, die Spur einer Treppe, die Gestalt einer Wand. Früher hatte es hier einmal mehrere Stockwerke gegeben, Wände, Fensterscheiben und Dach. Menschen, Stimmen, Männer Gottes, Tiere. Jetzt wuchsen in den Räumen Bäume, deren Kronen übers Dach hinausreichten. Ab und zu flogen von den schwarzen Steinen schwarze Dohlen auf.

»Ist dir das früher schon mal passiert?«

»Ich kann mich nicht erinnern«, antwortete Anna und lachte dann über ihren eigenen Satz. Thomas sah sie an, schmunzelte, aber nur halbherzig.

Anna starrte die Ruine an, als Außenstehende und von fern. Sie schien vom Tor eingesperrt zu werden, und zugleich hatte sie das Gefühl, in einen Abgrund oder eine Steilküste hinabzublicken. Wenn sie nach oben schaute, überkam sie das Gefühl, direkt in den Himmel zu schießen. Sie schaute nach unten und spürte, wie die Brocken der schwarzen Wand diesen Ort umliefen, wie sie ihn eingrenzten, den Raum, der nichts war als Leere, Stille, untergegangene Geschichte und eine Linde, die glücklich ihre Äste ausstreckte. Der heutige Tag wurde nicht eingelassen.

»Nein, im Ernst«, sagte Thomas dann. »Sollte man wegen so etwas nicht zum Arzt gehen?«

Anna stand vor dem Eisentor und starrte auf die Spuren des vorzeiten verschwundenen Lebens – Wand, Nische, Treppe –, auf die Spuren eines vorzeiten geführten Krieges – gebrochener Bogen, verschwundenes Dach, eingestürzte Wand –, auf die drei hohen Linden und den Ahorn im mittleren Raum. Man ließ sie nicht ein. Sie schaute auf die Geschichte, sah aber nur Leere, sie kam zu spät, alle waren schon tot, die Bäume hatten die Macht übernommen.

Anna kam der Felsen auf der Insel in den Sinn. Wie sie auf dessen warmer, flacher Oberfläche lag und die Arme ausbreitete. Der Granit war massiv, stark und unwiderlegbar da, aber zugleich war er so groß, dass man ihn unmöglich umfassen konnte.

»Mama, was tust du da?«

»Ich umarme Gott.«

»Ich will auch!«

So lagen sie dann beide da, Anna und Liina-Liina, und umarmten die sommersprossige Oberfläche des Felsens. Nebenan schlugen die Wellen ans Ufer.

Teil III

21

Schritt, Schritt, Schritt, Unterbrechung. Seitdem sie über die Leiche gestolpert war, ging Anna nicht mehr in den Wald. Sie vertraute nicht einmal mehr dem kleinen Gesträuch rund um die Fitnessstrecke, sondern ging höchstens bis zum Spielplatz und zurück. Es war nicht gut, einfach so vier Stunden zu verlieren.

Die Bäume bargen immer ein Risiko. Sie lockten und brachten einen zum Gehen. Ein bisschen wie Dinge, die das Denken hüpfen ließen. Darum war Anna den Bäumen gegenüber misstrauisch, außer wenn sie von einem Zaun oder vom Meer umgeben waren. Allerdings konnten sie auch dann in Einzelteile zerfallen.

Es war dunkel geworden. Anna machte die Lichter im Wohnzimmer an und zog die Vorhänge zu. Es störte sie, dass man vom Haus gegenüber direkt zu ihr hereinschauen konnte. Seit Vieno Hiltunen, die gegenüber wohnte, ihre neue Couch gelobt hatte, war Anna sorgfältiger mit den Vorhängen.

Sie zog sie mit dem Stiel des alten Wischmopps zu. Damit kam sie an die Klemmen heran und bekam gleichmäßige Falten zustande, ohne dass sie am Rand zerren und fluchen musste, wenn sich eine Klemme löste.

Was Vieno nicht wusste, war, dass Anna einen neuen Fernseher hatte. Lauri hatte ihn ausgesucht, abgeholt und angeschlossen. Seit er in Rente war, hatte er Zeit und die nötige Motivation für solche Aufgaben. Er hatte die Apparate im Internet verglichen, nach Angeboten gejagt und Anna lange Vorträge über die Eigenschaften der verschiedenen Modelle gehalten. Anna hatte sich nicht für die Eigenschaften interessiert, aber ihren kleinen Bruder machen lassen. Sonst gab es keine engen Verwandten.

Heute schien mit dem neuen Fernseher allerdings etwas nicht zu stimmen, denn man hörte nur Radio Suomi und sah überhaupt kein Bild. Anna drückte sämtliche Knöpfe, aber am Ende half nichts, als den Bruder zu alarmieren.

»Da muss dir eine Einstellung in die falsche Position geraten sein«, sagte Lauri und zog die Brille aus der Brusttasche.

Anna ließ sich im Sessel nieder, setzte ihre Lesebrille auf und griff nach der Fernbedienung. In der anderen Hand hielt sie den Zettel, den Lauri ihr geschrieben hatte.

»Den roten Knopf oben drücken (Power)«, las Anna laut, legte den Zettel auf den Tisch, hielt die Fernbedienung mit beiden Händen vor sich und drückte auf Rot. Nichts geschah. Dann fiel ihr ein, dass der Stecker gezogen war.

»Ich habe dir doch gesagt, du musst nicht jeden Abend den Stecker ziehen«, sagte Lauri und ärgerte sich so sehr, dass er auf seinem Stuhl unruhig hin und her rückte.

»Stimmt.«

Anna stand auf und steckte den Stecker in die Dose.

»Es gibt hier im Haus einen Überspannungsschutz, da ist es ganz egal, ob ...«

»Ja, ja.«

Anna setzte sich wieder in den Sessel und drückte erneut

auf Rot. Radio Suomi ging an, und ein blauer Notenschlüssel segelte über den Bildschirm.

»Lies jetzt vor, wo man drücken muss.«

»Hier ist es doch. Es müsste einen Knopf geben, auf dem ›TV/AV‹ steht«, las Lauri in der Gebrauchsanleitung.

Anna schaute auf die Knopfreihen, fand aber nicht den richtigen.

»Er ist wahrscheinlich neben einem, auf dem ›Prog‹ steht. Lass mich mal ...«

Lauri justierte seine Brille und den Abstand der Fernbedienung. Anna fand es lustig, bei ihrem kleinen Bruder die ersten Anzeichen des Alterns zu beobachten. Er hatte sogar schon damit angefangen, das Bein mithilfe der Hand anzuheben, so wie ihr Vater es früher getan hatte.

Radio Suomi verstummte, und die Nachrichten des dritten Programms erschienen auf dem Bildschirm. Zufrieden schlug Lauri das Heft mit der Gebrauchsanleitung zu und erklärte, was nicht gestimmt hatte und wo Anna in Zukunft drücken musste. Anna hörte jedoch nicht zu, denn ihr waren die Knöpfe auf der Fernbedienung zu klein. Außer denen, die Lauri mit bemaltem Klebeband markiert hatte.

An der Tür drehte sich Lauri noch einmal um und ließ den Blick durchs Zimmer schweifen, als suchte er etwas. Daran erkannte Anna, dass er ihr etwas sagen wollte.

»Ich habe gehört, dass dich die Polizei nach Hause gebracht hat«, stellte er schließlich fest, quasi beiläufig. Das hätte man sich denken können; jemand draußen hatte es ihm rechtzeitig gesteckt.

»Fang nicht damit an«, erwiderte Anna strikt.

»Ich werde ja wohl mal fragen dürfen.«

Anna seufzte und erzählte dann von der Toten, die sie

im Wald gefunden hatte, und von der Polizeivernehmung. Dass sie ihre eigene Adresse vergessen hatte, ließ sie unerwähnt.

»Wer war die Frau?«, fragte Lauri.

»Das wissen sie nicht«, antwortete Anna. »Angeblich hatte sie kein Portemonnaie oder sonst etwas bei sich. Aber sie war behaart.«

In der Nacht wachte Anna von einem Tappen im Flur auf. Türen wurden auf- und wieder zugemacht, jemand schnupperte und schnaufte, jemand flüsterte und winselte. Es musste mehr als ein Eindringling sein, vermutlich ein ganzer Trupp. Lautlos setzte Anna sich auf, traute sich aber nicht, das Licht anzumachen oder sonst etwas zu unternehmen. Sie blickte auf die Uhr, es war drei. Die Geräusche bewegten sich in die Küche.

Zuerst hörte man ein Knurren, dann ein aufgeregtes kurzes Winseln. Eine tiefe Stimme sagte: »Jemand hat von meinem Brei gegessen.«

Es folgte ein Moment der Stille, worauf eine andere Stimme sagte: »Jemand hat auch von meinem Brei gegessen.«

Und eine dritte Stimme: »Jemand hat meinen ganzen Teller leer gegessen!«

Hatte sie in der Küche das schmutzige Geschirr von drei Tagen stehen? Oder hatte sie versehentlich den Abendbrei auf drei Teller verteilt? Anna saß im dunklen Schlafzimmer und überlegte, was sie tun sollte. Die Bären setzten die Inspizierung der Wohnung fort, Anna hörte, wie die Tür zur Putzkammer und dann die zur Toilette geöffnet wurde.

»Jemand hat mein Kreuzworträtsel gemacht«, sagte die tiefe Stimme an der Klotür.

»Jemand hat meinen Fernseher ausgetauscht«, kam es aus dem Wohnzimmer.

Schließlich ging die Schlafzimmertür auf, und drei riesige Bärenköpfe schoben sich herein. Nicht einmal der kleinste Bär war sonderlich klein, und der Vater- und der Mutterbär waren von riesenhafter Gestalt. Der Vaterbär schnupperte die Zimmerluft, der kleine Bär holte Atem und plärrte: »Jemand schläft in meinem ...«

»Das ist mein Bett«, sagte Anna energisch.

Die Bären atmeten in unterschiedlichem Takt, ließen die Schnauzen kreisen und starrten Anna an. Aus der Kehle des Mutterbären kam ein nervöses Knurren.

»Das behaupten sie alle«, sagte der Vaterbär.

»Geht weg!«, befahl Anna.

»Wir sind zum Winterschlaf gekommen«, sagte der Vaterbär und machte einen Schritt auf das Bett zu. »Hier haben wir auch früher schon geschlafen.«

»Nein, bestimmt nicht«, erwiderte Anna.

»Viele Winter lang. Wir haben gerade die Nadeln von einer ganzen Kiefer gefressen, jetzt wollen wir schlafen.«

Tatsächlich fielen dem Vaterbären die Augen zu. Alle drei sahen müde aus, auch der kleine Bär gähnte schon zum dritten Mal.

»Raus!«, rief Anna und fuchtelte mit der Hand in der Luft herum. »Seid ihr taub?«

Die Bären schwankten im Türrahmen. Ihre Augen blickten sich im Schlafzimmer um und kehrten immer wieder zu Annas Ehebett zurück.

»So eine kleine Oma in einem so großen Bett«, brummte der Mutterbär unzufrieden. »Du hast ja nicht mal Junge.«

Aber mit der Zeit gaben die Bären doch nach und zogen

sich in den Flur zurück. Der kleine Bär schloss die Tür. Mit pochendem Herzen hörte Anna zu, wie sie im Flur tuschelten und sich dann ins Wohnzimmer begaben. Man hörte es kratzen und graben, man hörte schwerfällige Bewegungen und Ächzen. Offenbar richteten sie sich irgendwo im Wohnzimmer passende Schlafplätze her. Drei Mal erzitterte die Wohnung, als etwas Großes und Schweres auf den Boden plumpste. Dann wurde es still.

Am nächsten Morgen zog sich Anna den Morgenmantel über und machte die Schlafzimmertür einen Spaltbreit auf. Im Flur war niemand, aber alle Kammertüren standen ein Stück offen. Anna spähte in jede hinein und schloss die Türen.

In der Küche hatte jemand gegessen. Anna war gerade erst einkaufen gewesen, aber jetzt war kein Brot mehr da, und Breiflocken und Bananen auch nicht. Sie sah unter dem Tisch nach und im Schrank mit den Töpfen, dann kochte sie Kaffee.

Nach der ersten Tasse ging sie ins Wohnzimmer. Die Sofakissen waren zerwühlt, der Fernseher war ausgetauscht worden, und auch der Sessel stand in einem sonderbaren Winkel. Bären waren jedoch nirgendwo zu sehen. Anna zog die Vorhänge auf und stocherte mit dem Mopp in der Couchecke, doch vergebens.

Irgendwo mussten die Bären aber sein, da war sich Anna sicher. Wenn man ganz stillhielt, konnte man sie schnarchen hören.

22

Eine Woche nach den Bären gingen die Koteletts in Flammen auf. Anna kehrte ihnen nur kurz den Rücken zu und beobachtete, wie der Pudel aus Aufgang B den Terrier aus Aufgang D ankeifte, und auf einmal brannte die Bratpfanne lichterloh.

Der Rauchmelder schrillte los. Sein Alarmschrei war so durchdringend, dass man hätte meinen können, der Druck im Raum hätte sich verändert und schlage auf die Ohren. Anna hatte das Gefühl, unterzugehen, und darum musste sie sich die Ohren zuhalten und aus der Küche rennen. Die Küche hatte sich in ein U-Boot verwandelt, und jetzt leckte es überall, und aus den Ohren kam Blut. Anna rannte im Flur umher, dann roch sie den Rauch, worauf sie zum Herd zurückrannte und an allen Knöpfen drehte. Der Rauchmelder verstummte trotzdem nicht. Annas Armen und Beinen ging die Kraft aus, es war, als hätte ihr jemand klebrige Zuckermasse ins Gehirn geschüttet.

»Was mach ich nur, was mach ich nur, wie furchtbar …«

Mit dem Kaffeekessel spritzte sie Wasser auf die Flammen, aber dadurch schoss nur brennendes Fett durch den ganzen Raum. Sie drehte sich um, stolperte und fiel auf etwas Haariges.

»Mrrr ... zum Teufel noch mal ...«, knurrte der Vaterbär und hob den Kopf.

Anna versuchte sich aufzurappeln. Die Bärenschnauze streifte ihre Wange, dem halb offenen Maul entströmte ein muffiger Gestank. Einen Moment lang sah Anna vor sich eine Reihe gelber, schlecht gepflegter Zähne und kleine schwarze Augen tief im Fell. Dann setzte sich der Bär auf, und Anna fiel auf den Fußboden.

»Weißt du, warum ein Bär Winterschlaf hält?«, brüllte der Vaterbär gefährlich schwankend.

»Ja, das weiß ich«, stammelte Anna, aber der Rauchmelder übertönte ihre Stimme.

»Ha!«, schnaubte der Bär und schlug mit seiner riesigen Tatze nach Anna. »Begreifst du, wie verdammt müde wir sind? Kann man als Bär nicht mal einen Winter ausruhen, ohne dass einem jemand ins Genick springt!«

Anna kam nicht dazu, zu antworten, denn in dem Moment schrillte die Klingel an der Wohnungstür. Sie rannte in den Flur, bekam aber die Tür nicht auf. Der Rauchmelder bohrte sich in die Ohren und brachte die Finger, die am Schloss herumtasteten, zum Erlahmen. Inzwischen drang der Qualm bereits in den Flur, und Anna fing an zu weinen. So kauerte sie auf dem Fußboden, bis der Hausmeister und die Feuerwehr mit dem Generalschlüssel hereinkamen.

Der Hausmeister nahm den Küchenschemel und schaltete den Rauchmelder aus. Auch der Brand erlosch, aber die Bratpfanne war dahin und der Pfannenwender aus Plastik an der Herdplatte festgeschmolzen. Ein Feuerwehrmann sprühte Löschschaum über Herd und Spüle, Geschirrschränke und Brotkasten. Dann machte er das Fenster auf und ging ins

Wohnzimmer. Anna stand in der Küchentür und betrachtete die Bratpfanne voller Löschschaum. Schwarze Rauchspuren leckten an der Wand bis unter die Decke, die fast vollkommen schwarz geworden war. Die ganze Wohnung roch nach verbranntem Kunststoff.

»Das war der Rauchmelder«, erklärte Anna dem Hausmeister, als sie wieder fähig war, zu sprechen. »Ist er defekt, weil … Entschuldigen Sie vielmals, wie konnte das …«

Nachdem sie das gesagt hatte, setzte sich Anna auf einen Küchenstuhl und nahm die Schokolade aus der Schublade. Sie konnte jedoch nichts schlucken. Im Wohnzimmer rauschte das Funkgerät des Feuerwehrmannes. Anna ärgerte sich, dass der Mann dort in Straßenschuhen herumlief. Auch der Hausmeister ging ein und aus und ließ bestimmt zu, dass Rauni Elstelä in die Wohnung linsen konnte. Zuerst die Polizei, und jetzt auch noch die Feuerwehr.

»Wie lautet denn die Nummer Ihres Bruders?«, fragte der Hausmeister an der Küchentür. »Könnten Sie für zwei Nächte zu ihm gehen, weil hier ja der Herd nicht funktioniert und es gut wäre, die Stromleitungen zu überprüfen? Ich dachte, ich mache ein paar Fotos für die Versicherung, bevor sauber gemacht wird oder so.«

»Lauri ruft sowieso jeden Donnerstag an«, meinte Anna zögernd.

Der Hausmeister achtete jedoch nicht darauf, sondern suchte selbst nach Lauris Nummer. Sie stand auf einem großen Zettel über dem Telefontischchen. Anna hörte zu, wie er mit ernster Stimme zu Lauri sprach, ihm von den Rußspuren und der Bratpfanne und allem anderen erzählte. Anna ärgerte sich dermaßen, dass sie nun doch eine Rippe Schokolade abbrach. Die gute Pfanne war im Eimer, so ein Mist.

Und Lauri würde sich aufregen und ihr Vorschriften machen. Genau das hatte Anna befürchtet.

Nachdem die Männer gegangen waren, wechselte sie die Unterhose, denn ihr waren ein paar Tropfen entwichen. Dann fing sie an zu putzen. Lauri wollte sie nach der Versammlung der Hausbewohner abholen. Sie wusch die Fettspritzer von den Wänden und versteckte die Bratpfanne tief in der Mülltüte. Der Feuerwehrmann hatte gesagt, man dürfe den Löschschaum nicht aufsaugen, weshalb Anna ihn aufs Blech kehrte. Der geschmolzene Pfannenwender saß so hartnäckig an der Herdplatte fest, dass sie ihn nicht abbekam, und die Decke war schwarz. Anna nahm die Haushaltsleiter, stieg schwerfällig auf die Arbeitsplatte und reichte mit dem Lappen gerade so an die Decke heran, aber sie verwischte die Rußflecken bloß zu grauen Bögen. Das schwarze Wasser rann ihr am Arm entlang in die Achselhöhle, und ihr wurde so schwindlig, dass sie am Gewürzregal Halt suchen musste.

Noch immer hallte der Rauchmelder in ihren Ohren nach. Ihr kamen erneut die Tränen, als sie begriff, dass es ihr nicht gelingen würde, die Küche allein in Ordnung zu bringen. Nichts gelang mehr so wie früher. Sie setzte sich mit dem schmutzigen Lappen in der Hand neben den Brotkasten und schloss kurz die Augen.

Die Bären hatten das Bett im Schlafzimmer erobert. Der Vaterbär lag breit am Fußende, die Mutter und das Junge schliefen zusammengerollt zwischen den Kissen. Was sollte Anna da tun? Was konnte sie überhaupt noch tun? Sie begnügte sich damit, leise die Schlafzimmertür zu schließen.

Sie packte ein Nachthemd, den Waschbeutel, saubere Unterwäsche und eine Bluse zum Wechseln in eine Tasche. Dann betrachtete sie ihre Arme und beschloss, Pflaster auf die Brandwunden, die durch das Fett entstanden waren, zu kleben. Auf ihrer Wange brannte die Stelle, an der sie der Bär gekratzt hatte. Zum Glück hatte sie die Brille aufgehabt. Anna stand vor dem Medikamentenschrank und wusste nicht mehr, was sie herausnehmen wollte. Sicherheitshalber packte sie Watte, Wundpulver und Zehenpolster ein, nahm ein halbes Aspirin und schloss den Schrank.

Lauri und Eeva kamen um sechs. Die Schwägerin umarmte Anna, erschrak wegen deren Wange und sah sich dann die Küche an. Lauri folgte ihr. Anna saß mit der Tasche auf dem Schoß im Flur und mochte das Durcheinander nicht mehr sehen.

»Zum Glück ist nichts Schlimmeres passiert«, sagte Lauri an der Küchentür. »Stell dir vor, du hättest gerade Mittagsschlaf gemacht oder wärst einkaufen gewesen, oder du hättest den Rauchmelder nicht gehabt.«

»Ich wäre ja wohl nicht mitten beim Kotelettbraten einkaufen gegangen«, schnaubte Anna.

Sie musste noch im Kühlschrank nachschauen. Zu ihrer Verblüffung fand sie darin sieben Liter Milch. Warum hatte sie so viel gekauft?

23 Vielleicht war das die Leere, in der es Raum für Gott gab. So wie es einmal jemand erklärt hatte: Es muss im Kopf einen leeren Raum geben, damit Gott Einzug halten kann. Wenn das Leben zu gefüllt und gut ist, wenn man Arbeit, Freunde und Liebe im richtigen Maß hat und dazu interessante Gedanken und Gespräche, gutes Essen und Kinder, gibt es für Gott keinen Platz mehr.

Wer mochte das gesagt haben? Und wo? Anna erinnerte sich nicht mehr daran. So wie an vieles andere auch nicht. Wer war der Idiot?

Nach dem Brand aber gab es leeren Raum. Anna wohnte bei Lauri und Eeva und hatte nichts als Zahnbürste und Nachthemd dabei. Eeva leistete ihr Gesellschaft, nahm sie mit zum Einkaufen und in die Bücherei, aber das änderte nichts daran, dass man vom Fenster aus nichts Interessantes sah.

Anna verlor Sachen, Stunden und Wörter.

»Jemand schwingt Besen und Schaufel«, erklärte sie Eeva. »Jätet, gräbt und kratzt, führt einen im Wald in die Irre und schüttet anschließend Desinfektionsmittel drauf.«

»Redest du von deiner Wange?«, fragte Eeva.

»Nein. Der Kopf wird leer, wie man sagt.«

»Aha«, antwortete Eeva.

Das war der leere Augenblick, bevor sich der Wind dreht.

Die Fahne fällt, die Vögel halten inne.

Lauri saß auf der Couch und schaute wieder einmal Nachrichten.

»Wird es Sturm geben?«, fragte Anna. Lauri schaltete auf Videotext. Aber im Fernseher sah man nichts von Sturm.

Anna hätte gern gewöhnliche Tage gehabt, und wenn es Regentage gewesen wären. Sie wollte in ihr Zuhause zurück, in irgendein Zuhause. Jeden Tag bat sie Lauri, sie in ihre Wohnung zu bringen, aber die Renovierung dauerte und dauerte.

»Ich habe Blaubeeren im Gefrierschrank und Himbeeren und auch noch Preiselbeeren«, erklärte sie, und Lauri versprach, irgendwann mit ihr die Beeren zu holen. Anna war überzeugt davon, dass mit den Gefrierbehältern alles in Ordnung kommen würde. Alle möglichen Einzelheiten waren aus den Fugen geraten.

Der Schatten der Eberesche auf dem violetten Vorhang.

Die Fernbedienung, der rote Aufkleber, die Brille.

Der aufgeschlagene Atlas.

Nagel, Bügel, Morgenmantelgürtel.

Der Vorhang, der schwarze Holzstuhl, die Bruchstelle an der Tischecke.

24

Es war Morgen, als die Polizei am Saunaufer anlegte. Schon während Anna das Boot näher kommen sah, spürte sie, dass sich etwas Großes veränderte, jetzt, in diesem Augenblick. Es dröhnte mit dem Außenbordmotor des Polizeiboots, man sah es daran, wie langsam die Polizisten ihr Boot an der falschen Stelle des Ufers anbanden.

Das war der Augenblick, in dem die Fahne fällt, etwas endet, Sturm einsetzt. Anna machte eine Liste:

Der Vorhang, der schwarze Holzstuhl, die Bruchstelle an der Tischecke.

Das umgekippte Wörterbuch.

Hand, Tasse, Kaffeefleck.

Amsel.

Anna ging den Polizisten auf dem Felsen entgegen. Der kalte, nach Papierfabrik riechende Wind blies durch die Erlen. Der Fabrikgeruch löste Übelkeit bei Anna aus, und sie wäre am liebsten auf der Stelle vor den Polizisten und ihren Neuigkeiten davongelaufen. Doch ihre Beine waren steif geworden. Also blieb sie einfach stehen und wartete, bis die Polizisten ihr Boot am falschen Uferfelsen vertäut hatten und zu ihr kamen.

Auf der Fernstraße 7 war ein Unfall passiert. Ein roter Lieferwagen war auf die Gegenfahrbahn geraten und frontal mit dem Auto von Anttis Filmteam zusammengestoßen. Das Auto war teilweise unter der Stoßstange des Lieferwagens zerquetscht und fast in zwei Teile gerissen worden, als es seitlich gegen einen Strommast geschleudert wurde. Das Auto war so schlimm zertrümmert, dass sich allein die Feststellung des Todes mehrere Stunden hinzog, denn der eingetroffene Arzt hatte zuerst bestimmen müssen, um wie viele Tote es sich überhaupt handelte. Außer Antti hatten vorne ein Mann mittleren Alters, vermutlich der Kameramann, und auf der Rückbank zwei Frauen gesessen, die Dolmetscherin und die Kameraassistentin. Der Fahrer des Lieferwagens hatte überlebt, war aber schwer verletzt, die Insassen der drei nachfolgenden Wagen waren mit Gehirnerschütterung, Schleudertrauma, ausgekugeltem Hüftgelenk, Quetschungen und Rippenbrüchen durch die Sicherheitsgurte davongekommen.

All das las Anna später im Protokoll. Von dem Gespräch, das auf dem Felsen stattgefunden hatte, war ihr kein Erinnerungsbild geblieben bis auf das, in dem sie dem Stein entgegensank und anfing zu schreien. Nach kurzem Schreien war sie auf alle viere gegangen und hatte sich in eine randvolle Regenpfütze erbrochen. Aus dem Protokoll ging auch hervor, dass die Polizei sie zum Haus geführt, ihre Handtasche gesucht, das Haus und den Schuppen abgeschlossen und auf Annas Bitte hin die Fahne eingeholt hatte. Dann hatte man sie mit dem Boot in die Stadt gebracht.

Im Krankenhaus hatte man ihr ein Beruhigungsmittel und ein starkes Schlafmittel gegeben, und Lauri und Eeva waren gekommen, um sie zu sich zu holen. Während der folgenden zwei Wochen ging Anna jeden Abend in die Klinik und bekam immer die gleiche Dosis Medikamente, nie mehr, als für eine Nacht nötig war.

Antti starb auf der Fernstraße 7. Irgendwie fiel es Anna schwer, sich das zu merken, denn der Tod kam ihr an so vielen Orten entgegen. Als sie zum ersten Mal wieder die Stadtwohnung betrat, schlug ihr der Tod gleich im Flur ins Gesicht. Auf der Kommode wartete der Poststapel, den Antti gesammelt hatte, der Umschlag mit dem Kontoauszug ganz oben trug das Datum von Anttis Todestag. Anna raffte die Zeitungen auf dem Boden unter der Briefklappe zusammen, ein, zwei, drei, vier, erst fünf Tage waren vergangen. Auf dem Tisch im Wohnzimmer stand eine halb volle Kaffeetasse. Anna sah Antti beim Packen Kaffee trinken, in aller Eile, er verbrannte sich den Mund, vergaß die halb volle Tasse genau hier, auf dem Wohnzimmertisch.

Im Spülbecken stand das schmutzige Geschirr von einem Tag, daneben ein schnell bekritzelter Zettel: Entschuldige, Liebes, das ungespülte Geschirr. Anna hob den Deckel der Bratpfanne an, der Geruch von verdorbenem Huhn strömte ins Zimmer. Antti hatte Kartoffeln und gebratenes Huhn gegessen und sich dazu Rote Bete aus dem Kühlschrank genommen. Das Glas hatte er immerhin zurückgestellt. Anna legte die Hände um das Rote-Bete-Glas. Es war kalt und klar, Anna stand in der Kühle des offenen Eisschranks und streichelte eine Weile das Glas.

Im Schlafzimmer sah man die Spuren des Packens. Eine Kommodenschublade stand einen Spaltbreit offen, an drei Bügeln fehlten die Hemden, auf dem Boden lag eine leere Tasche, die vielleicht zu klein gewesen war. Das Bett war nicht gemacht, der Pyjama halb unter dem Kopfkissen, die Vorhänge zu. Der Koffer, den Antti mitgehabt hatte, kehrte eine Woche später nach Hause zurück, als ein Polizist kam und ihn in einem Müllsack hereintrug. Darin befanden sich die fehlenden Hemden, Strümpfe, Unterhosen, Trainingshosen, ein Chandler-Taschenbuch, der Waschbeutel mit zerdrücktem Inhalt, ein Matsch aus Zahnpasta, Rasierschaum und Glassplittern. Anna starrte auf den zerknautschten Rasierschaumbehälter aus Metall. Die Düse war abgebrochen. Auch die Verstrebungen des Koffers waren zersplittert. Ein Scharnier war gebrochen, und das Schloss funktionierte natürlich nicht mehr.

Anna dachte an Anttis Leiche. Tag für Tag geriet sie in ihrer Vorstellung in einen schlimmeren Zustand. Warum erlaubten sie ihr nicht, den Toten zu sehen? Warum dauerte es so lange? Sie stellte sich die Splitter, die kaputten Scharniere, die zerquetschten Organe, die verdrehten Gelenke der Leiche vor.

Von ihrem ersten Besuch in der Wohnung nahm Anna nur Anttis braun karierten Bademantel mit. Sie stopfte ihn in eine saubere Plastiktüte und beschloss, ihn nie zu waschen. Am Abend saß sie bei Lauri auf der Couch und hielt den Bademantel auf dem Schoß, einmal schlief sie sogar damit. Am Morgen roch es unter der Bettdecke nach Antti, und Anna erwachte mitten im Traum von einem aus der Lunge aufsteigenden, drückenden Weinen. Sie krümmte sich um den Bademantel, weinte und heulte, griff nach der Leere um sich herum und raffte schließlich die ganze Bettwäsche zu einem großen Bündel zusammen. So lag sie dann da, alle vier Gliedmaßen um das Bündel geschlungen, bis Eeva ins Zimmer kam und sie fest umarmte.

Sich im Verkehr zu bewegen, tat weh. Anna traute sich nicht mehr, Auto zu fahren, sie ließ sich auch kaum noch mitnehmen. Schon gar nicht, wenn es aus der Stadt hinausging und die Geschwindigkeit über sechzig stieg. Dann hielt sie sich krampfhaft am Türgriff fest und verlangte von Lauri, genügend Abstand zum Wagen vor ihnen zu wahren. Sie bekamen Streit deswegen, und schließlich blieb Lauri nichts anderes übrig, als am Straßenrand anzuhalten und Anna aussteigen und sich beruhigen zu lassen.

Auch die Insel tat weh. Anna war nicht in der Lage, dorthin zurückzukehren, denn sie wusste, dass sie voller Tod war. Fast jedes Jahr ertrank jemand in der Nähe, die Hubschrauber der Küstenwache kreisten über den Ufern, langsam und tief, ständig knatterte es in der Landschaft, und das Suchboot glitt stumm hin und her, hin und her.

Auch die Schwäne wussten, wie man knattert. Anna erinnerte sich, wie der Hund einmal eine Schwanenfamilie angegriffen hatte. Sie hatte das Schreien der Vögel gehört und war ans Ufer gerannt. Dort ließ der Schwanenvater die Flügel knattern wie ein Hubschrauber und schnappte mit dem Schnabel, der lange Hals bog sich wie eine Schlange und machte Angriffsbewegungen gegen den Hund. Zum Glück ließ der Hund das Schwanenjunge, das er erwischt hatte, los und kehrte auf den Felsen zurück, wo Anna ihn zornig am Nacken packte.

Das Schwanenjunge trieb weiter im Wasser wie zuvor, nur der Kopf fehlte. Das Genick war gebrochen, darum hingen der Kopf und der schon etwas in die Länge gewachsene Hals im Wasser. Die Schwanenmutter schwamm zu dem Jungen und stupste es mit dem Schnabel an. Der Vater paddelte nervös hin und her und schüttelte immer wieder die Flügel aus.

Später ging Anna alleine ans Ufer vor der Sauna. Außer dem toten Vogelleib verriet nichts die Tragödie, die sich abgespielt hatte. Die erwachsenen Schwäne rupften unter Wasser Essbares ab, die drei verbliebenen Jungen schwammen in lockeren Formationen umeinander herum. Der Schwanenvater schaute zu Anna herüber, reagierte aber nicht weiter, als hätte er das Ganze bereits vergessen. Anna watete ins Wasser, holte das tote Junge heraus und betrachtete es eine Weile.

Die Federn waren hellgrau, der Hals hing schlaff herab wie eine Marionette, deren Fäden durchgetrennt waren. Die Beine wurden bereits steif. Unter den Federn spürte man den kleinen, leichten Körper, so leicht, dass er geradezu hohl wirkte.

»Schert euch zum Teufel!«, rief Anna den Schwänen wütend zu, weil sie in ihrer Dummheit ans Ufer gekommen waren. Sie war böse auf den Hund, bei dem der Instinkt die Macht übernommen hatte. Und sie war böse auf alle Tiere, weil sie so schnell vergaßen, während sie selbst alleine trauern und alle Spuren beseitigen musste.

Am schwersten war die Art, wie Antti in Anna starb. Anna dachte immer nur an den nächsten Tag, und jeder Tag enthielt ein Stück Tod. Antti starb nicht nur in allem, in dem er da gewesen war, sondern brachte sich auch in all dem in Erinnerung, was nicht getan worden war. Was immer Anna auch anfing, es war stets ein Beweis für das, was sie verloren hatte. Jeder Atemzug, der nächtliche Schlaf und das Einkaufen – alles bedeutete einen weiteren Schritt von Antti weg. Denn Antti war stehen geblieben, aufgeprallt, zerquetscht, auf der Stelle erstarrt. Anna ging weiter, weiter fort. Sie versuchte es jedenfalls.

25

Am Tag der Beerdigung herrschte Nordwind. Schon Annas Großmutter hatte immer gesagt, dass man auf Beerdigungen friere, und darum hatte Anna beschlossen, für alle Gäste Suppe mit Würstchen zu kochen. Sie stand vor dem Zehnlitertopf und schnitt mit der stumpfen Küchenschere Würstchen hinein.

Die Gäste füllten das Wohnzimmer. Anttis kleiner Bruder hatte zugenommen und ächzte in seinem viel zu engen Hochzeitsanzug. Die hohen Absätze der Schwestern klackten auf dem Fußboden hin und her. Anttis Mutter kam von der Toilette und roch wieder nach Kognak. Der Vater saß im Kleiderschrank und weinte.

Anna stellte sich vor, ein starker Wind aus dem Westen habe die ganze Familie umgeblasen. Überall lagen Holzsplitter und abgebrochene Äste herum, der Fußboden hatte blaue Flecken von den herabgefallenen Zapfen, und mitten im Wohnzimmer waren Bäume umgestürzt, dicke Stämme. Anna warf einen Blick in den Spiegel und sah, dass auch in ihren Haaren Reisig hing. Die umgestürzten Bäume hatten die Wurzelballen aus der Erde gerissen und darunter den Fels freigelegt, ein Stück Erdboden, auf das die Sonne jahrzehntelang nicht geschienen hatte. Gerade so, als wäre ein

Schnitt in die Haut gemacht worden, sodass man das Fleisch darunter sehen konnte. Der rote, saubere, glatte Granit leuchtete wie ein Babypopo. Die Feuchtigkeit ließ ihn glänzen.

Anttis kleiner Bruder kam in die Küche und schleifte einen großen Ast hinter sich her. An der Astgabel hing ein halb zerstörtes Drosselnest. Jungvögel sah man darin keine mehr, aber die Drosselmutter schackerte weiterhin auf dem Ast. Anna und der kleine Bruder sahen einander an, dann senkten sie beide die Köpfe.

Von den Würstchen war ein Kilo da, sie bildeten eine lange Perlenkette. Die Küchenfenster beschlugen, als Anna ihre Suppe kochte. Sie hatte beschlossen, sie notfalls kochend heiß zu essen, wenn nur das Frieren aufhörte. Die Verwandten und Freunde versammelten sich nacheinander in der Küche und schöpften sich Suppe. Alle hatten fürchterlichen Hunger, alle aßen wie am Jüngsten Tag.

Die Kiefer, die auf dem Friedhof umgestürzt war, hatte man schön im Mittelgang der Kirche aufgestellt. Ihr Stamm leuchtete rot, sie roch nach Harz und Nadeln. Anna betrachtete den Sarg und versuchte, nicht an Anttis zermalmten Körper darin zu denken. Sie hatte den Toten nicht richtig anschauen dürfen, man hatte ihr nur den Kopf gezeigt und ihr erlaubt, eine Hand zu streicheln. Das Übrige hatte sich Anna vorstellen müssen, und jetzt drängte all das Übrige ständig in ihre Vorstellung.

Sie hatte gesehen, wie Pathologiestudenten den zugedeckten Leichnam von der Metallunterlage nahmen und auf den Waschtisch legten. Der Tod sah schwerer aus, als Anna erwartet hatte. Sie erinnerte sich, gehört zu haben, dass ein Mensch im Sterben um 38 Gramm leichter wurde. Aber es musste dabei noch etwas anderes geschehen. Eine Schnur wurde durchtrennt oder eine Flüssigkeit ausgeschüttet.

Die Sommersprossen auf der Stirn.

Die durch die Haut am Handgelenk schimmernden Adern.

Der raue Ellenbogen.

Die Sonnenfältchen in den Augenwinkeln.

Alle diese Einzelheiten, die man ihr bald entziehen würde. Anna wollte sich Antti einprägen, Punkt für Punkt, sich an seinen Kopf und seinen Arm erinnern und an all das, was unter dem Stoff verborgen lag. So wie er gewesen war, vor dem Stoff, vor dem Tisch aus Metall.

Der Pfarrer redete und sang, und die Gemeinde schluchzte. Die Lieder hatten Nummern, aber Anna vergaß zu singen. Sie konzentrierte sich darauf, an die Jahreszeiten zu denken. Noch war Herbst, obwohl ihr schon jemand den Wintermantel über die Schultern gelegt hatte. Es war ja auch von den Herbststürmen die Rede gewesen. Und vor dem Haus blühte der Goldball.

Na, jedenfalls musste man sich keine Sorgen um das Brennholz machen, dachte Anna und betrachtete die umgestürzten Bäume ringsum. Die reichten für das gesamte nächste Jahr. Wenn es nur jemand hackte, damit es nicht morsch wurde. Man sollte vorschlagen, das in Gemeinschaftsarbeit zu tun, wenn schon mal alle da waren.

Die Musik toste, und der Anzug von Anttis kleinem Bruder knirschte in den Nähten, als er mit fünf anderen Männern den Sarg trug. Die Gäste erhoben sich und gingen hinter dem Sarg hinaus.

Draußen schien die Sonne. Noch war es grün, aber das Grün war bereits alt und müde geworden. Die Sonne war schon weit weg, der Himmel von einem tieferen Blau, und überall summten benommene Wespen. Alle Insekten waren groß und schwerfällig geworden, sie wussten, dass sie bald sterben würden.

»Jetzt ist der Herbst da«, sagte Anna zu einem der Gäste, und dieser umarmte sie.

Vor dem Grab blieben sie stehen. Den Sand hatte man auf grüne Planen geschaufelt, es waren drei Haufen, mehr, als Anna erwartet hatte. Es schauderte sie bei der Vorstellung, wie viel Erde man hatte schaufeln müssen. Sie sah den Pfarrer und die anderen Menschen an. Die Grube hatte nicht einmal die Form eines Grabes, sie war breit wie ein Ehebett. Anna berührte den Sargdeckel. So leicht. So viel Erde.

»Nun wollen wir auf Annas Wunsch das folgende Lied singen«, sagte der Pfarrer und entfaltete die Fotokopie, die im Gesangbuch steckte. Auch die anderen Leute nahmen die Zettel zur Hand.

Schlaf, schlaf, selig süß,
zart streichle dich der Wind.
Sinke, sinke in des Schlafes
Arme jetzt, mein Kind.

Schleiche, schleiche, alte Wölfin,
dorthin, wo die Felder sind.
Leise, leise, alte Wölfin,
schnappe dir das Kind!

Sag mir, sag mir, Menschenkind,
wo du wohl zu Hause bist.
Ob hier unterm Holzdach fein

oder auf der Höhle Stein.
Sag mir, sag mir, Menschenkind,
wo du zu Hause bist.

Anna trat unter die Bäume und setzte sich auf die Erde. Jemand versuchte sie hochzuziehen, aber Anna sagte: »Nein. Ich sitze jetzt hier.«

Bei den Bäumen wusste man nie, was sie vorhatten. Sie kippten überraschend um, zerfielen in Einzelteile.

26

Nach der Beerdigung zog Anna wieder in ihr eigenes Zuhause. Sie rief bei der Arbeit an und versprach, im Oktober zurückzukehren. Sie machte die Wohnung sauber und las die eine oder andere Zeitung.

Dennoch war es schwer, in den Alltag zurückzukehren. Nicht einmal über das Sommerhaus, das noch nicht winterfest gemacht worden war, mochte sie sich den Kopf zerbrechen. Sollten die Mäuse eben in den Erdkeller fallen, sollten sie das Mehl und die Rüben im Schrank fressen. Sollte der Kamin eben rosten. Sollten die Laken stinken. Das Boot hatte sich vermutlich schon losgemacht. Entweder man würde es im Frühjahr zwischen den Erlen finden oder eben nicht. Anna wusste nicht einmal mehr, warum der Schornstein abgedeckt werden musste.

Der Herbst wurde dunkler. Die Morgen verspäteten sich Woche für Woche mehr und Anna mit ihnen. Schließlich endete die Wartezeit, und die Kinder wurden geboren.

Als Erstes kam Liina-Liina, gleich darauf Ahti Joonas und Piia Pampula. Sie tauchten an den merkwürdigsten Orten auf. Liina-Liina quoll aus dem Hefeteig hervor; beim Kneten begriff Anna plötzlich, dass sich der gegangene Teig in ein Kind verwandelt hatte. Es war bemehlt und hatte sich im Küchentuch verfangen, Anna nahm es auf den Arm und hielt es zärtlich an die Brust. Das Teigbaby machte ein Bäuerchen, und warmer Trost erfüllte Anna. Den ganzen Abend saß sie auf der Couch und stillte den Teig. Das Kleine hatte rosinenbraune Augen und eine glatte, propere Haut. Es war genau, wie Anna es sich vorgestellt hatte, ein ruhiges und vertrauensseliges Mädchen. Mit Anttis Kinn und Nasenspitze, mit Annas dunklen Augen. Vom ersten Bäuerchen an hatte Anna gewusst, was das Baby brauchte, und das Vertrauen und die Friedlichkeit des Mädchens steckten sie an. Sie konnte Mutter sein. Sie wusste, wie man die Mutter dieses Kindes war.

Zwei Tage später krabbelten ihr im Flur Ahti Joonas und Piia Pampula auf allen vieren entgegen. Sie lachten und kreischten, Anna ging in die Hocke und schnappte sich beide. Dann kamen Eino Oskari, den sie in Anttis Schokoladenschublade fand, Kerttu Kirsikka, die an die Couch herangekrochen war, und als Kleinstes Viu Viu, das sich in einem leeren Blumentopf auf dem Balkon zum Mittagsschlaf hingelegt hatte.

Anna liebte ihre Kinder. Sie schliefen neben ihr im leeren Ehebett, sie saßen mit ihr am Esstisch, abends versammelten sie sich um sie herum vor dem Fernseher und schalteten für sie vom Ersten ins Zweite und vom Zweiten zurück ins Erste. Nicht einmal ihre Schlaflosigkeit störte Anna mehr, so war das nun mal als Mutter kleiner Kinder. Sie hörte auf, sich in der Klinik Schlaftabletten zu holen, und lauschte lieber dem sechsfachen gleichmäßigen Atmen neben sich.

Vom Fernsehen kam ein Kollege von Antti und sah dessen Unterlagen und Filmrollen durch. Anna bot ihm auch einen Pullover und eine Cordjacke, den Rasierapparat und die Spiegelreflexkamera an, aber der Kollege lehnte ab und verschwand bald darauf hastig mit einem Ordner.

Die Filme über Iwan Mischukow gab Anna nicht her. Hin und wieder sah sie sich zusammen mit ihren Kindern das Interview mit dem Jungen an. Sie hörte Anttis Stimme ganz nah, in der ungeschnittenen Version war noch mehr davon erhalten als im fertigen Film. Innerlich sah Anna ihn neben der Kamera sitzen, Seite an Seite mit der Dolmetscherin. Auf dem Bild sah es so aus, als hätte Iwan ab und zu unter seinem Pony hervor in die Kamera geschaut, aber Anna wusste, dass die Augen des Jungen bei Antti waren.

»Wärst du lieber ein Junge oder ein Hund?«

»Ich weiß nicht.«

»Was war schön daran, ein Hund zu sein?«

»Ich bin schnell gerannt.«

»Auf vier Beinen?«

»Schneller als auf zwei. Wir sind über den Hof gerannt und durch den Wald. Manchmal haben wir Sprünge gemacht …«

»Hast du etwas vermisst, als du ein Hund warst?«

»Ich glaub nicht.«

»Was vermisst du jetzt?«

»Nichts.«

»Willst du dir das ansehen? Das ist ein Mikrofon.«

Anna schloss die Augen und hörte zu, wie Iwan Mischukow an dem Mikrofon schnupperte, das Antti ihm hinhielt, und dann seine Wange und seinen Mund daran rieb. Das Geräusch übertönte alle anderen Geräusche. Die Kamera geriet kurz ins Schwanken, dann stand sie wieder stabil. Anttis Arm tauchte im Bild auf.

27

Am ersten Dezember schneite es. Anna ging nach draußen und hinterließ verräterische Spuren. Der Schnee lag in einer so dünnen Schicht, dass allein die Wärme der Schuhsohlen und ihr Gewicht ausreichten, um ihn zum Schmelzen zu bringen. Anna blickte hinter sich und fand den Anblick tröstlich: Sie hatte zumindest warme Füße.

Die Schneeflocken blieben an den Wimpern und am Schal hängen. Der geblümte Wollschal war ein Mitbringsel von Antti aus Moskau, und Anna trug ihn immer im Winter. Mit dem Schal über dem Kopf ging sie zu Fuß in die Innenstadt, von dort zum Flussufer, dann über die Brücke in den Wald. Die Kinder hüpften hinter ihr her. Ahti Joonas hatte irgendwo einen Schlitten gefunden und zog damit Viu Viu.

»Schlittenfahren, Schlittenfahren!«, sang Piia Pampula. Ihre Mütze war ein bisschen zu groß und rutschte ihr in die Stirn, während sie neben dem Schlitten hersprang.

»Wir gehen jetzt nicht Schlitten fahren«, sagte Anna.

»Doch! Wir sausen furchtbar schnell den Berg hinunter!«

»Zuerst halten wir Mittagsschlaf, dann sehen wir weiter.«

In den zurückliegenden beiden Monaten hatte Anna ihrer Meinung nach alles Nötige getan. Sie war von einem Amt zum anderen gelaufen, hatte Formulare ausgefüllt und

Rechnungen bezahlt. Sie hatte einen Grabstein ausgesucht, Witwenrente beantragt, gelernt, wie man den Schlauch am Fahrrad wechselt. Jetzt wollte sie schlafen. Es kam ihr komisch vor, dass ihr das Schlafen noch im Spätherbst Probleme bereitet hatte. Inzwischen gab es nichts, was ihr leichter gelang. Sogar die Rückkehr zur Arbeit hatte sich als unmöglich erwiesen, denn sie schlief während des Arbeitstages ständig ein.

Anna ging also in den Wald. Sie suchte sich einen Baum aus, stand eine Weile darunter und dachte an nichts Besonderes, dann rollte sie sich auf seinen Wurzeln zusammen. Nur ein kleines Mittagsschläfchen. Anna schloss die Augen.

Die Kinder lagen um sie herum, auf ihr und in ihren Armen wie eine lebendige warme Decke. Der Brei und die Brote, die sie am Morgen gegessen hatte, wurden im Magen langsam verdaut, sie atmete, der Puls schlug.

Je langsamer sie atmete, desto wärmer wurde ihr.

Je wärmer ihr wurde, desto seltener musste ihr Herz schlagen.

Es schneite immer weiter, und allmählich deckte der Schnee Anna und die Kinder zu.

28

Vielleicht hätte Anna den ganzen Winter durchgeschlafen, wäre nicht eines Abends ein Hund auf sie gesprungen. Sie spürte einen Stoß und gab unbewusst einen Schrei von sich, von dem sie aufwachte. Der Hund starrte sie an, ließ den Stock fallen, den er im Maul getragen hatte, sträubte das Nackenfell und fing an zu bellen. In der Ferne hörte man das strenge Rufen des Besitzers. Als Anna den Kopf hob und ein Teil des Schnees herunterrieselte, machte der Hund kehrt und rannte davon. Anna wartete eine Weile, aber es zeigte sich niemand. Offenbar waren der Hund und sein Besitzer davongegangen.

Was für ein Tag war heute? Wie lange hatte sie geschlafen? Sie setzte sich auf. Der Schnee lag jedenfalls ziemlich hoch, und auf seiner Oberfläche hatte sich eine Eiskruste gebildet. Anna schaute auf ihre Hände. Die Haut war gefühllos, die Finger ließen sich nicht bewegen, und ihr ganzer Oberkörper fühlte sich steif und klamm an.

Es dauerte eine halbe Stunde, bis es ihr gelang, auf die Beine zu kommen. Schwankend stützte sie sich an einer Kiefer ab, die ganze Landschaft schaukelte und drehte sich, und ihre Augen waren so trocken, dass sie in der Kälte schmerzten. Anna blinzelte, keuchte, pumpte Blut. Der linke Arm, auf dem sie gelegen hatte, war vollkommen gefühllos. Er hing wie ein Stück Holz herab.

Dann schlug ihr der Hunger mit der Faust in den Magen. Ein Teil des Schwindelgefühls, begriff Anna, kam daher, dass sie wer weiß wie viele Tage oder gar eine Woche lang nichts gegessen hatte. Sie versuchte zu gehen, aber die Beine trugen sie nicht. Ihr Gleichgewichtssinn schien durcheinandergeraten zu sein, und sobald sie die Kiefer losließ, fiel sie in den Schnee. Schließlich blieb ihr nichts anderes übrig, als sich auf allen vieren fortzubewegen.

Sie schaufelte sich Schnee und Kiefernnadeln in den Mund. Zwar erinnerte sie sich, gelesen zu haben, dass man allein vom Schnee-Essen nie genug Flüssigkeit bekam, aber das hielt sie nicht davon ab, es zu versuchen. Sie schlug große Scheiben von der Oberfläche ab und verzehrte sie wie Knäckebrot. Die Kälte schmerzte an den Lippen.

Es musste spät am Abend sein, denn auf dem Waldweg kam ihr niemand entgegen. Sie näherte sich dem Gewerbegebiet, passierte Lagerhallen und eine Selbstbedienungstankstelle. Man hatte gestreut, und der Splitt stach in die Handflächen und Knie, aber die Kälte betäubte den Schmerz sogleich. Ab und zu blickte Anna hinter sich und sah ihre Spur im Schnee, die Abdrücke ihrer Hände und Knie. Sie aß noch etwas Schnee, dann setzte sie ihren Weg fort. Meter für Meter kam sie voran, bis sie die Landstraße erreichte.

Sie überquerte die Straße, rollte die Böschung hinunter und kroch den Hang hinauf. Sie wollte wieder in den Schutz des Waldes, sie wollte verborgen bleiben und allein. Im Wald kam sie langsamer voran als auf dem geräumten Radweg, aber zum Glück war der Wald nur ein schmaler Streifen und führte bald leicht abwärts zu den Feldern.

Am Feldrand stand ein einzelnes gelbes Holzhaus. Anna steuerte es auf allen vieren an. Sie roch Essen und Kaffee und entdeckte hinter der Garage eine alte Tiefkühltruhe, die als Komposter diente. Sie öffnete den Deckel und sah, dass gerade erst der Komposteimer darin ausgeleert worden war. Auf der gefrorenen Schicht dampften warme Essensreste. Anna aß ein fast noch ganzes trockenes Brot, einen verschrumpelten Apfel und zwei Fleischbällchen. Jeder Bissen war wie ein Krapfen in Kaffeesatz gewälzt worden, aber das störte Anna nicht. Sie aß sich satt, versuchte dann, sich am Komposter aufzurichten, musste aber feststellen, dass ihre Beine noch immer zu schwach waren. Also kroch sie weiter den Hang hinab, bis sie auf ein altes Saunahäuschen stieß.

Sie schleppte sich hinein. Offenbar war die Sauna zum Teil schon außer Betrieb genommen worden, denn das Fenster im Umkleideraum stand offen, und es hatte hereingeschneit. In der Sauna selbst lagen jedoch Holzscheite, etwas zum Anzünden und eine gefrorene Flasche Shampoo. Anna machte unterm Wasserbehälter Feuer. Die Streichhölzer rutschten ihr aus den kalten Fingern, aber schließlich gelang es ihr, die Zeitung zum Brennen zu bringen. Als Nächstes heizte sie den Ofen. Da saß sie dann, an den Wasserbehälter gelehnt, und trank aus der Aufgusskelle Wasser.

Als die Sauna heiß war, ging Anna in den Umkleideraum und zog sich aus. Wenn sie sich an der Wand abstützte, konnte sie bereits gehen. Sie ließ die Saunatür offen, damit sich die Wärme auch im Umkleideraum ausbreitete. Beim Ausziehen merkte sie, dass auf ihrer Haut dünnes, raues Fell wuchs. Es war hellbraunes, glattes Tierfell. Es wuchs überall. Ihr Gesicht und den Rücken konnte Anna nicht sehen, denn es gab keinen Spiegel im Umkleideraum, aber ansonsten war die ganze Haut von einem Pelz überzogen.

Probehalber zupfte Anna daran und hielt ein Büschel davon in der Hand. Sie schaute auf ihre Knie und sah dort gewaltige blaue Flecken. Ihre Handflächen zeigten entsprechende Spuren.

Sie ging in die Sauna, goss Wasser in die Waschschüssel und schrubbte sich mit einer groben Bürste ab. Das Fell löste sich von der Haut, blieb an der Bürste hängen und vermischte sich in der Schüssel mit dem Seifenwasser. Anna spürte, wie ihre Kräfte zurückkehrten, wie das Blut normal zirkulierte und sich auch das Denken irgendwie wieder ordnete. Während der gesamten Waschprozedur machte ihr Bauch laute Geräusche, weil das Brot, der Apfel und die Fleischbällchen sich durch die leeren Gedärme schoben.

Dann wusch sie alle ihre sechs Kinder. Sie setzte eines nach dem anderen in die Waschschüssel, rieb ihnen Shampoo ins Haar, schrubbte Gesicht und Körper mit Seife und übergoss sie mit Wasser. Viu Viu ließ sie zärtlich in der kleinen Wanne hin und her gleiten und stützte dabei mit einer Hand den Nacken des Kindes. Am Ende glänzten alle sieben blitzblank und rosa wie Porzellanschweinchen in einem Comic.

»Ist jetzt Weihnachten?«, fragte Liina-Liina.

»Ich weiß nicht«, antwortete Anna. »Das hängt davon ab, wie lange wir geschlafen haben.«

»Gehen wir jetzt wieder schlafen?«

»Ich bin nicht müde«, verkündete Piia Pampula.

»Noch nicht. Zuerst gehen wir spazieren«, sagte Anna. »Es kann böse ausgehen, wenn man zu lange schläft. Wir gehen so lange spazieren, dass wir auch bestimmt wach bleiben.«

»Und wenn wir zum Beispiel an einen See kommen? Oder ans Meer?«

»Dann rudern wir.«

»Gehen wir nach Hause zurück?«

»Nein.«

»Mama, gehen wir nie mehr nach Hause zurück?«

»Nein.«

Nachdem sie das gesagt hatte, zählte Anna das Geld in ihrem Portemonnaie und beschloss, zur nahe gelegenen Esso-Tankstelle zu gehen, um sich ein Frühstück zu kaufen.

Teil IV

29

Anna fuhr mit der U-Bahn und mit dem Bus zur Arbeit, weil Hackney keine U-Bahn-Station hatte. Die meisten fanden es idiotisch, dass sie so weit fuhr, denn Greasy-Spoon-Cafés gab es in jedem Stadtteil. Anna störte der lange Weg nicht, für sie war es schön, zur Stoßzeit in der U-Bahn zu sitzen und den herein- und hinausströmenden Menschen zuzuschauen.

An manchen Abenden fuhr sie den ganzen Weg mit dem Bus nach Hause. Es dauerte eine Ewigkeit, aber Anna freute sich an der Aussicht, und die Überquerung der Themse hob jedes Mal ihre Stimmung. Immer wenn sie sich dem Fluss näherten, ließ sie ihr Buch auf den Schoß sinken und bereitete sich auf den Ausblick vor. Parlament, Big Ben, St. Paul's, das Kraftwerk Battersea – ein ums andere Mal stellte sich Anna vor, in eine Postkarte hineinzufahren.

Die Häuser und die Brücken standen schon ewig auf ihrem Platz, und der von den roten Bussen gesprenkelte Verkehrsstrom schlängelte sich zwischen ihnen hindurch. Die weißen Gebäude von Whitehall erinnerten an Sarkophage. Es war, als führe man über einen großen Friedhof, denn überall standen zu Ehren des alten Imperiums errichtete Statuen, Obelisken und Säulen mit Türen dazwischen. Viele

Türen lebten nach ihrem eigenen Maßstab. Sie öffneten sich in bis zu drei Metern Höhe und sorgten dafür, dass sich jeder klein fühlte und glaubte, ihm sei nur eine kurze Zeit beschieden. Das Alter dieser Häuser wurde nach Jahrhunderten gezählt, ihre steinernen Schwellen waren allein vom Ein- und Ausgehen abgeschliffen. Ein Gebäude, das so alt geworden war, dachte Anna, hörte auf, das Eigentum von jemandem und von jemandem erbaut worden zu sein. Es verwandelte sich in ein Lebewesen mit eigenem Willen und Charakter.

An einem Abend im März hatten sich auf der Lambeth Bridge und an den Ufern daneben Menschen versammelt. Sie schauten aufs Wasser, manche kletterten sogar auf das Brückengeländer, aber obwohl Anna vom oberen Stockwerk des Busses ungehindert auf den Fluss sehen konnte, wurde ihr nicht klar, was die Leute beobachteten. Es verkehrten auch keine Boote.

Als der Bus die Mitte der Brücke erreicht hatte, schoss plötzlich eine hohe Fontäne aus dem Wasser. Ein Raunen und eine Bewegung gingen durch die Menge, die Menschen in den hinteren Reihen drängten nach vorne, und zwei Polizeiautos erschienen am Nordufer. Dann konnte Anna die dunkle Gestalt, die unter der Wasseroberfläche schwamm, erkennen. Sie war länger als der Trawler, der am Ufer parkte, sie bewegte sich flussaufwärts und streifte die Wasseroberfläche, und die Atemfontäne stieg zwei Meter hoch auf. Ein Wal hatte sich in die Themse verirrt.

Der Verkehr staute sich, der Bus wurde langsamer und blieb schließlich ganz stehen. Auch der Fahrer beschloss, nach oben zu kommen, um sich den Wal anzuschauen, obwohl hinter dem Bus gehupt wurde.

»Sollen sie nur hupen«, meinte der Fahrer bloß. »Sie müssen sich schämen, wenn sie nicht verstehen, dass es sich deswegen lohnt, zu spät zu kommen. Das ist ein Augenblick, von dem noch die Rede sein wird. Schauen Sie nur, wie prächtig er ist.«

Dann schwiegen alle, um den Wal zu beobachten. Seine Flanken blitzten dunkelgrau auf, wenn er sich der Oberfläche näherte, und die Rückenflosse durchschnitt kurz das Wasser. Zwischenzeitlich verschwand er ganz. Seine Bewegungen waren gleichmäßig und konstant, nur der Vergleich mit der Uferlinie verriet die Geschwindigkeit.

Unmittelbar vor der Vauxhall Bridge stieß der Wal gegen die Pontons eines Anlegers. Der Steg erzitterte, die Walfluke schlug aufs Wasser, die Flanke des Tiers kratzte am Stegrand entlang, und mehrere Pontons lösten sich. Für einen Moment sah es so aus, als käme der Wal auf die Idee, umzukehren, aber dann gelang es ihm, sich von den Pontons zu lösen und seinen Weg unter der Brücke hindurch nach Westen fortzusetzen. Anna wusste auch ohne Blick auf die Karte, dass er nach Chelsea weitere Bootsanleger, Taue und Bojen vor sich haben würde.

Wie ruhelos und klein die Menschen neben dem Wal aussahen. Wie Möwen, wenn ein Seeadler zwischen sie flog. Neben einem Adler wurde auch die größte Mantelmöwe zum mickrigen flatternden Vögelchen. Es war, als würde eine andere Schwerkraft und Dauer den Adler regieren und dafür sorgen, dass sein Flug ohne einen Flügelschlag trug. Die Möwen sahen aus, als hielten sie sich gerade so in der Luft, und auch das nur dank ständigem Flattern und Fleiß. Auf die gleiche Weise führte der Wal eine andere Zeit, eine andere Kraft mit sich.

Erst als der Wal nicht mehr zu sehen war, stand der Busfahrer auf und ging wieder nach unten. Anna hörte den Mann hinter sich schwer seufzen, als habe er während des gesamten Ereignisses zu atmen vergessen. Die meisten Fahrgäste starrten noch immer auf den Fluss, als der Busmotor ansprang und in gewohnter Weise die Fenster zum Zittern brachte.

»Den kriegen sie wohl kaum wieder ins Meer zurück«, stellte die Frau auf der Sitzbank nebenan fest. »Der ist schon zu weit.«

Dann unterhielten sich die Leute eine Weile darüber, was man tun konnte, um den Wal aufzuhalten, ob man überhaupt etwas tun konnte. Allmählich versiegte das Gespräch. Anna klappte das Buch auf ihrem Schoß zu, steckte es in die Tasche und betrachtete während der restlichen Fahrt den langsamen Verkehr und die Menschen, die in den Bus einstiegen oder ihn verließen. Der Mann, der hinter ihr geseufzt hatte, lüpfte ihr und den anderen Fahrgästen gegenüber den Hut, als er ausstieg. Als würden sich noch alle an die Worte des Fahrers erinnern. Dies war ein Tag, den niemand vergessen würde. Sie hatten miteinander den Tag geteilt, an dem ein Wal durch London schwamm.

In den Abendnachrichten wurde berichtet, der Wal sei auf dem Deck eines Trawlers gestorben. Die Britische Zoologische Gesellschaft bestimmte ihn als Nördlichen Entenwal, der normalerweise in den Gewässern nördlich von Schottland vorkam. Niemand wusste, warum er sich in die Themse verirrt hatte. Die Zoologische Gesellschaft teilte mit, sie werde eine Untersuchung der Todesursache vornehmen.

»Es ist natürlich äußerst bedauerlich, dass der Wal gestorben ist«, sagte ein Wissenschaftler. »Aber für die Wissenschaft ist das ein Lottogewinn. Wir erhalten nur selten die Gelegenheit, einen toten Wal zu untersuchen. Es gibt noch so vieles, was wir von diesen Tieren nicht wissen.«

Immer wieder kehrte Anna in Gedanken zu dem Wal zurück, zu seinen konstanten Bewegungen, seinem langsamen Hineingleiten in die Stadt. Er kam aus einer vollkommen anderen Welt. Es gab noch immer sieben Meter lange Wesen, über die man so gut wie nichts wusste.

30

Das Angelwochenende mit seinen Freunden hatte bei Thomas Tradition: Die Männer fuhren mit einem alten Wohnmobil an die Küste, mieteten ein Boot und warfen am Samstag und Sonntag die Angel aus, übernachteten im Wohnmobil und saßen am Samstagabend in einem Pub namens Britannia. Anna wurde nicht einmal gefragt, ob sie mitkommen wolle. Nein, und das, obwohl Thomas immer stolz erzählte, wie sie Aalquappen abhäutete, indem sie die Fische mit dem Kopf an die Wand nagelte und dann die Haut abzog. »Ohne mit der Wimper zu zucken«, beendete Thomas seine Geschichte, obwohl er den Vorgang, genau genommen, noch nie zu Gesicht bekommen, sondern nur Annas Schilderung gehört hatte.

In England fischten viele so, dass sie den gefangenen Fisch vom Haken befreiten und wieder ins Wasser warfen. Das Entschuppen und Ausnehmen gehörte nicht zu den normalen Küchenfertigkeiten, und vor allem die Fische aus den Flüssen waren so verseucht, dass man sie nicht essen konnte. Daher lag im Häuten eines Fisches nordische Exotik. Anna konnte Schnee und Eis ertragen und Tiere töten.

Nun würde sie zum ersten Mal allein in der Londoner Wohnung bleiben. Thomas ließ die Schranktüren klappern und suchte seinen Schlafsack. Das Angelzubehör und der Rucksack warteten neben der Tür. Um etwas zu tun, goss Anna die Blumen im Wohnzimmer.

»Gefunden! Ganz oben, ganz hinten!«, rief Thomas aus dem Flur. In dem Moment hielt das Wohnmobil vor dem Haus, und Anna stieß den Ficus auf der Fensterbank um. Krachend fiel die Pflanze herunter, und Topf und Erde lagen auf dem Teppichboden.

Anna stöhnte beim Blick auf das, was sie angerichtet hatte. Der Topf war hin, die Pflanze lag unter dem Fenster, die Erde war überall verstreut. Anna hob den Ficus auf, stopfte ihn provisorisch in eine leere Zierkanne und pickte die Tonscherben vom Teppich. Thomas erschien mit aufgeschnalltem Rucksack in der Tür.

»Soll ich den Staubsauger holen?«

»Schon gut, ich mach das«, sagte Anna und schüttelte die Hände.

»Kommst du klar?«, fragte Thomas. »Ruf Polly an, geht ins Kino!«

Anna nickte. Thomas wollte sie immer dazu bringen, die anderen Mädchen vom Fettigen Löffel kennenzulernen.

»Nun geh schon, die warten draußen auf dich«, sagte Anna und deutete aufs Fenster.

Thomas nahm die Angeltasche, gab Anna noch einen Kuss und verließ das Haus. Anna sah zu, wie die Männer die Sachen ins Auto packten, wie Thomas hinten einstieg, winkte und dann mit dem Fahrzeug in Richtung High Street verschwand.

Anna sammelte die letzten Tonscherben ein. Die Blumenerde lag noch immer auf dem Teppich, aber Anna beschloss, zuerst eine Tasse Tee zu trinken.

Zwei leere Teetassen.

Fünf Ringe von Teetassen auf dem Glastisch.

Die Zuckerdose, Zucker, der auf den Tisch gerieselt ist.

Eine offene Packung Papiertaschentücher.

Anna blätterte in ihren Aufzeichnungen zurück. Jede Liste fing mit dem Datum an und endete mit einer Leerzeile. Die Farbe des Stiftes und die Handschrift variierten von Seite zu Seite, ein Teil der Listen war im Bus oder in einem anderen schwankenden Verkehrsmittel geschrieben worden, ein Teil in Eile, ein Teil in Form eines gleichmäßigen Bandes, das nach langweiligem Gemurmel aussah. Gegenstände, Räume, Ansichten, nichtssagende alltägliche Einzelheiten folgten aufeinander ohne deutliche Unterschiede oder Erklärungen, in gleichwertigen Zeilen.

Insgesamt waren zweihundert Seiten mit Listen zusammengekommen. Sinnlose Wörter, bedeutungslose Wahrnehmungen, so kam es ihr vor. Sie brachten nichts auf den Punkt, es waren Linien ohne Gestalt. Als wäre eine Kamera in einem Bildausschnitt hängen geblieben und man könnte den Gesamtzusammenhang nicht erkennen. Der einzige Gesamtzusammenhang war die Anzahl der Seiten, das Kontinuum der Zeilen, das Nichtssagende der Einzelheiten.

Der Ficus, der Bambusstock.

Der weiße Kalkstreifen auf dem Tontopf.

Das vergilbte Buch, dessen Seiten nass geworden und wieder getrocknet sind.

Eine Zugfahrkarte, von der Sonne ausgebleicht.

Der staubige Fensterrand, brüchiger Kitt, der weiß gestrichene Haken.

Freitagabend. Im ersten Programm sprangen Pferde über Gatter, Büsche und auf Holz gemalte Backsteinmauern. Im zweiten wurde Billard gespielt. Anna begriff wieder einmal deutlich, wie wenig Eigenes sie hatte. Es gab ein paar Bekannte, ein paar Lieblingscafés und -geschäfte, ein paar Angewohnheiten und feste Routen, aber an solchen Abenden, wenn die Cafés geschlossen hatten, die Arbeit vorbei war und die Bekannten mit ihren Familien zusammen waren, gab es nur sehr wenig. Zwei lange Tage, keine Pläne.

»Bobby! Bobby!«, rief es da auf der Straße. Und dann erneut: »Bobby!«

Anna spähte zwischen den Vorhängen hindurch und sah eine Frau mittleren Alters die Straße hinuntergehen. Ihr Gang drückte eine gewisse Besorgtheit aus, die Hände vollführten unruhige Bewegungen, und der Kopf drehte sich mal nach links, mal nach rechts. Anna beobachtete die Frau interessiert, denn sie hatte von ihr gehört. Es war jedoch das erste Mal, dass sie sie zu Gesicht bekam.

»Bobby-Bobby!«

Das Rufen ging monoton weiter, ohne dass irgendein Bobby auftauchte. Die Frau erreichte das Ende der Straße, kehrte um und kam wieder zurück. Sie passierte erneut Annas Fenster, fuchtelte mit den Armen, rief ihr Mantra. Schließlich erreichte sie die High Street und verschwand im Verkehrsgewimmel.

Den Erzählungen nach war die Bobby-Frau eine ehemalige Metzgersfrau. Noch zu Beginn der Siebzigerjahre hatte sie ein Geschäft am nahe gelegenen Markt gehabt. Dann war eines Winters ihr Sohn gestorben, und die Trauer hatte sie aus der Fassung gebracht. Das Geschäft war an einen anderen Metzger gegangen, und die Frau hatte begonnen, ihre

Runden zu drehen. Weil man von ihrer Geschichte wusste, brachte man für sie mehr Verständnis auf als für eine gewöhnliche Irre. Anna kannte das. Man senkte den Blick, ein Adjektiv folgte dem nächsten.

Sie blieb noch eine Zeit lang am Fenster stehen. Sie dachte an die Affenmütter, die ihre toten Jungen manchmal eine Woche oder sogar zwei Monate mit sich herumtrugen, bis das Junge vollkommen mumifiziert war. Annas Hündin hatte einmal ihre Welpen verloren und sich daraufhin um fünf Wollsocken gekümmert. Sie hatte unter der Garderobe gesessen, die Socken geleckt und alle angeknurrt, die sich ihr nähern wollten.

Gänsesägerweibchen stahlen sich gegenseitig die Jungen. Der Mensch ging auf die Straße und rief. Der Wolf schnappte sich Säuglinge, die am Waldrand zurückgelassen wurden.

Anna musste an Amala und Kamala denken, die zwei Wolfskinder, die man in Indien entdeckt hatte. Eine Wolfsmutter hatte sie am Feldrand gestohlen. Auf einem Schwarz-Weiß-Foto schleckte die halb nackte Kamala Wasser aus einer Schale. Ihre Arme und Beine waren streichholzdünn, wirres schwarzes Haar verdeckte das Gesicht. Auf einem anderen Foto schliefen Amala und Kamala zusammengerollt dicht nebeneinander wie Hundewelpen.

Anna holte sich ihr Abendessen aus dem Sri-Lanka-Restaurant in der High Street, kehrte nach Hause zurück und aß im Wohnzimmer. Um neun dachte sie an das Schlafzimmer im Obergeschoss und begriff, dass sie dort nicht alleine schlafen wollte. Ohne Thomas würde das riesige Bett nicht einmal mithilfe einer Wärmeflasche warm werden. Sie mochte die Größe des Bettes ohnehin nicht. Manchmal hatte sie das

Gefühl, sich auch dann in seinen Tiefen zu verirren, wenn Thomas irgendwo am anderen Rand schlief.

Also zog Anna die Vorhänge im Wohnzimmer zu, holte sich die Decke aus dem Gästezimmer und machte es sich auf der Couch gemütlich. Das Wohnzimmer war klein genug, die Tapete dunkel, die weichen Sessel hatten etwas Freundliches, der Steinofen wärmte. Anna rollte sich zusammen und hörte im Hinterhof das vertraute Plaudern der Männer. Die Eisentreppe klonkte, die Belüftung rauschte, irgendwo tief unter der Erde vibrierte die U-Bahn und brachte die Topfdeckel in der Küche zum Klappern. Bei diesen Geräuschen schlief Anna ein.

31 Am nächsten Morgen ging sie aus dem Haus. Der Markt neben der U-Bahn-Station war bereits voller Menschen, die ihre Samstagseinkäufe erledigten, Straßenpredigern und Arbeitern, die eine linke Zeitung verkauften. Anna kaufte sich zwei Äpfel bei einem Verkäufer, der die Angewohnheit hatte, sie Küken zu nennen. Dann holte sie bei einem Zeitungsjungen die Wochenendausgabe und ging zum Lesen in die U-Bahn.

Sie betrachtete die Menschen, wechselte in die Ringlinie und hielt dort Mittagsschlaf. Sie stieg willkürlich mit anderen Fahrgästen aus, ließ sich von der Rolltreppe nach oben bringen, gelangte über einen Gang auf eine weitere Rolltreppe, in eine andere U-Bahn, am Ende vielleicht auf die Straße. Dort stand sie dann, ohne zu wissen, wo sie war, ohne sich zu erinnern, wo sie hinwollte, bis sie in einen vorbeikommenden Bus sprang. So verbrachte Anna den ganzen Samstag.

Am Abend kam sie gegen acht Uhr zurück, kaufte sich das gleiche Curry wie am Vortag und setzte sich zum Essen vor den Fernseher. Die Blumenerde lag noch immer auf dem Teppichboden. Anna schaute sie von der Couch aus an und dachte, die liegt ja immer noch da, holte aber nicht den Staubsauger.

Sie schlief die Nacht auf der Couch und fuhr am nächsten Tag wieder herum. Schwach ahnte sie, dass sich im Umherfahren eine Gefahr verbarg, aber sie war nicht in der Lage, innezuhalten und es sich genauer zu überlegen. Die Menge der Menschen bewegte sie. Weiter, hinein, hinaus und hinab, hinauf und im Kreis. So viele Menschen, so viel Leben. Anna hatte das Gefühl, am Leben zu sein und dazuzugehören. Sie ging in der Menge unter, aber sie war nicht allein. Es war ein unberechenbares Gefühl von Freiheit, so wie am Meer. Nirgendwo eine Grenze, alles war in Bewegung, alles bis an den Rand lebendig. In den Bäumen rauschte der Wind.

Am Sonntagnachmittag begegnete Anna an der U-Bahn-Station Gott. Dort stand er, zwischen dem Blumenhändler und dem Zeitungsjungen, sein weißer Umhang leuchtete in der Abendsonne. Anna kam die Rolltreppe herauf, ließ sich vom Menschenstrom auf die Straße mitnehmen und trat direkt auf Gott zu.

»Na, na«, sagte Gott und schloss Anna in die Arme.

»Ich bin ganz kaputt«, sagte Anna aus dem Bettlakenstoff heraus. »Ich glaube, ich bin zu viel herumgefahren.«

»Würde dich ein Kaffee aufmuntern?«, fragte Gott, aber Anna schüttelte den Kopf.

»Ich will schlafen.«

Also ließ Gott sie behutsam los, drehte sich um und bückte sich. Er nahm Anna huckepack und ging mit ihr die High Street entlang.

Gott trug Anna nach Hause, kochte Kaffee und schnitt die Biskuitrolle an, die er mitgebracht hatte. Auf Englisch konnte man nicht einmal Biskuitrolle sagen, dachte Anna und biss etwas von ihrem Stück ab. Auch nicht Krapfen,

Schnecke, Hörnchen, Sandkuchen. Einmal hatte sie einen Sandkuchen gebacken, aber Thomas hatte heiße Vanillesoße darübergießen wollen. Sogar den Apfelkuchen ertränkten sie hier in Pudding.

»Wie wäre es, wenn du dich zum Schlafen auf die Couch legst?«, schlug Gott nach dem Kaffee vor.

Anna warf einen Blick auf das schmutzige Geschirr in der Spüle und schüttelte den Kopf. »Thomas kommt heute Abend, ich habe versprochen, etwas zu kochen.«

»Ich mach das schon«, beruhigte sie Gott, nahm sie in den Arm und führte sie ins Wohnzimmer.

Anna versank in der Couch. Durch die Wand hörte sie Gott leise vor sich hin summen und mit den Töpfen klappern. Und kurz bevor Anna einschlief, nahm sie den Duft von Rosmarin und Thymian wahr.

32

Als Thomas von seiner Tour zurückkam, schmorten im Ofen Lamm und Kartoffeln, und auf dem Grill trieften in Honig gewälzte Pastinaken. Thomas schleppte die Angelausrüstung herein und küsste Anna. Er roch nach Meer, Frischluft und Schweiß, nach Motoröl und Bier. Auf seiner Stirn sah man den Bräunungsrand von der Mütze, und sein Mund lächelte fröhlich.

»Du darfst herausfinden, was man mit denen machen kann«, sagte er und öffnete stolz die Kühlbox aus Styropor. Anna kannte keinen der Fische darin. Einer war silbern-türkis, der zweite spielte ins Orange, der dritte erinnerte an eine Brasse, war aber größer, hatte gröbere Schuppen und wirkte plumper.

»Kann man die essen?«

»Kann man nicht alle Fische essen?«

Thomas zuckte mit den Schultern. »In unserer Familie gab es keinen Fisch.«

Anna überlegte, wem sie die Exemplare zeigen könnte. Vielleicht gäbe es in der Bibliothek ein Buch. Vielleicht sollte sie die Fische dem Fish-&-Chips-Händler zur Begutachtung bringen.

»Der kennt sicher bloß die dreieckigen Modelle mit der

Panade«, meinte Thomas und legte die Fische in den Gefrierschrank. »Aber du kannst es ja versuchen. Und – wie hast du das Wochenende verbracht?«

»Ich war in der Stadt«, antwortete Anna.

»Warst du im Museum?«

Anna schüttelte den Kopf. »Nichts Spezielles.«

»Hast du Polly gesehen?«

»Nein.«

In Thomas' Gesicht schien eine leichte Enttäuschung auf, die er aber rasch beiseitewischte. Anna geriet wieder aus der Spur und trat auf die Seite.

Dieser Mann denkt, dass ich Unterstützung brauche, dachte sie. Er stellt sich vor, eine Schwimmhilfe zu sein. Aber ich befinde mich längst auf dem Grund, ich sinke nicht mehr. Ich bin auf dem Grund des Wassers, ein schweres Gewicht, eine alte, müde Flunder.

Da fiel ihr ein, dass sie vergessen hatte, von dem Wal zu erzählen. Thomas hatte natürlich keine Nachrichten gesehen. Aber er ging nach oben, um sich umzuziehen, bevor Anna damit anfangen konnte.

Sie hörte, wie er den Kleiderschrank aufmachte und wieder schloss. In seinen Schritten auf der Treppe lag eine Spur von Eile.

»Das Fenster im Schlafzimmer hat doch wohl nicht das ganze Wochenende offen gestanden? Da oben ist es eiskalt«, sagte er mitten auf der Treppe.

»Ich weiß nicht«, antwortete Anna. »War das Fenster offen?«

»Wo hast du geschlafen?«, fragte Thomas, ohne ganz herunterzukommen.

Anna deutete auf die Couch im Wohnzimmer.

»Beide Nächte?«

Anna nickte.

»Was war am Schlafzimmer verkehrt?«

»Es war so kalt«, erklärte Anna.

»Na logisch, weil das Fenster offen stand.«

»Stimmt.«

Anna sah Thomas an, der auf der Treppe stand und weder nach oben noch nach unten gehen konnte.

»Ich glaube, ich mache einen Spaziergang.«

»Verdammt noch mal, Anna, fang jetzt nicht wieder damit an! Können wir nicht ein Mal etwas zu Ende besprechen, ohne dass es bei dir aussetzt?«

Sie antwortete nicht, sondern wandte sich der Garderobe zu. Sie nahm den Schlüssel aus dem Kasten und betrachtete die anderen Schlüssel darin. Sie kannte nicht einen davon. Die müsste man auch mal wegwerfen, Fahrradschlüssel oder was sie waren. Sie besaß nicht einmal ein Rad. Warum hatte sich so ein Haufen überflüssiger Schlüssel angesammelt? Sie beschloss, das gleich zu erledigen, raffte die Schlüssel mit beiden Händen zusammen, um sie zum Mülleimer in der Küche zu bringen.

Da lief Thomas die Treppe hinunter und packte sie am Arm. »Du gehst jetzt nicht weg! Warum bist du so?«

Er zerrte so heftig an ihr, dass sämtliche Schlüssel zu Boden fielen. Anna drehte sich um, stieß ein kehliges Knurren aus und biss Thomas in den Arm. Sie biss so lange zu, bis Thomas fluchte und sie von sich stieß. Anna rannte nach oben und warf die Badezimmertür hinter sich zu.

Lange saß Anna auf dem Rand der Badewanne und putzte sich die Zähne. Die englische Zahnpasta war wie die finnische, nur die Tuben waren größer. Anna erinnerte sich, wie Kalles Rogenpaste auf Knäckebrot schmeckte. Die Tuben waren genauso groß.

Auch nach dem Zähneputzen saß sie noch auf dem Badewannenrand. Sie hörte Thomas unten staubsaugen. Die Blumenerde, stellte sie fest. Sie hatte die Blumenerde auf dem Teppichboden vergessen. Der Staubsauger ging aus, und die Winterjacken raschelten, als Thomas den Apparat in der Ecke hinter der Garderobe verstaute. Dann wurde der Wasserkessel auf den Herd gestellt. Thomas kochte sich eine Tasse Tee, trank sie, löschte unten die Lichter und kam schließlich herauf. Er trat ins Badezimmer, nahm seine Zahnbürste und setzte sich neben Anna auf den Wannenrand.

»Eve hat erzählt, du hättest ihr gegenüber von Kindern gesprochen«, sagte er leise, den Blick auf seine Zahnbürste gerichtet.

Anna nickte.

»Dass du sechs Kinder hattest, die gestorben sind«, fuhr Thomas fort, wobei er die Tube aufschraubte und Zahnpasta auf die Bürste drückte.

»Ich konnte einfach die ständige Fragerei nicht mehr ertragen«, sagte Anna. »Es war keine Absicht … Oder ich weiß nicht, was die Absicht dabei war.«

»Und? Hast du?«, fragte Thomas und sah Anna zum ersten Mal an. Sein Blick war so offen und zerbrechlich, dass Anna einen Stich in der Brust spürte. Sie schüttelte sachte den Kopf.

»Du hast keine Kinder?«

»Nein.«

»Anna, wo warst du in dem Winter, bevor wir uns kennengelernt haben?«

Thomas sah jünger aus, als Anna es in Erinnerung hatte. Jetzt, in diesem Moment, auf dem Rand der Badewanne, mit der Bräunungslinie auf der Stirn. Über dem Halsausschnitt des T-Shirts bewegte sich sein Adamsapfel, seine Finger drehten die Zahnbürste hin und her. Thomas war ja auch jung. Er hatte mit der Schule begonnen, als Anna in die Oberstufe kam.

»Ich habe wohl geschlafen.«

»Wie geschlafen?«

»Ich lag im Bett. Ich ging nicht ans Telefon, nicht zur Arbeit, bezahlte keine Rechnungen, fuhr mit einem Auto, das keinen TÜV mehr hatte, traf mich mit niemandem.«

»Und danach?«

»Danach? Wechselte ich die Arbeitsstelle, zog in eine neue Wohnung, ließ das Auto auf der Straße stehen, lernte dich kennen, zog in diese Wohnung.«

»Und davor?«

»Anderes Telefon, andere Arbeit.«

»Hast du damals in London gewohnt?«

Anna nickte. Beide schwiegen eine Weile.

»Warst du beim Arzt?«

»Das hat nicht geholfen.«

»Geholfen wobei?«

»Eben.«

Anna hätte am liebsten Arme und Beine um die Bettwäsche geschlungen, etwas umarmt, oder auch eine Gänsesägerbrut gestohlen. Vielleicht brauchte es nicht mehr als das. Oder war sie nur eine Äffin, die einen Kadaver hinter sich herschleifte? Begriff sie nicht, dass die Leiche bereits schlaff war, längst ihre Gestalt verloren hatte, nur ein Haufen Haut und Knochen war? Sie erinnerte sich an die Leichtigkeit des Schwanenjungen in ihren Händen. An den herabhängenden Hals, an das geringe Gewicht unter den Federn.

Vielleicht war es Zeit, loszulassen, mit dem Tragen aufzuhören. Anna wollte der fallende Kopf des Schwans sein, leicht und kraftlos.

33

So wie Anna befürchtet hatte, folgte auf den Brand ein fürchterliches Theater mit unmöglicher Fragerei. Im Ärztezentrum wurden zwar die Brandwunden gereinigt, aber danach wollte der Arzt alle möglichen Einzelheiten über den Unfall und Annas häusliche Umstände wissen, und Lauri gab er einen langen Fragebogen mit. Außerdem bekam Anna eine Überweisung zur Gedächtnisuntersuchung. Sie fühlte sich übers Ohr gehauen: Ein kleines Missgeschick, und plötzlich mischten sie sich in alle möglichen Privatangelegenheiten ein. Man wird sich doch mal einen Ausrutscher erlauben dürfen, auch wenn man alt ist?

»Das ist nicht das erste Mal gewesen, dass dir ein Missgeschick passiert ist.« Lauris Stimme war sanft. Er hielt den Blick fest auf die Straße und die Scheibenwischer gerichtet.

»Wie kommst du darauf?«, wollte Anna wissen.

»Im November hast du das Badewasser laufen lassen, erinnerst du dich? Und dann das mit der Stromrechnung.«

»Das war doch nicht mein Fehler, das mit der Rechnung! Ich hab sie bezahlt, wie es sich gehört. Die Bank hat den Beleg verschlampt!« Anna wurde zornig und fing an, den Reißverschluss ihrer Handtasche energisch auf- und zuzuziehen, auf und zu.

»Heutzutage verschlampen die Banken keine Überweisungen mehr, das geht alles mit Computer.«

»Sprich mit mir nicht in diesem Ton!«, fuhr Anna ihn an.

Den Rest der Fahrt schwiegen sie. Anna blätterte in den Formularen vom Arzt. Dasjenige, das für Lauri bestimmt war, bestand aus zwei Seiten mit Fragen und Multiple-Choice-Aufgaben.

1. Fragt oder sagt die Person immer wieder die gleichen Dinge? Wiederholt oder fragt die gleichen Dinge nicht häufiger als früher. Fragt und sagt manchmal die gleichen Dinge. Fragt und sagt oft die gleichen Dinge. 2. Fällt es der Person schwer, sich zu erinnern, worüber sie einen Tag oder wenige Stunden zuvor gesprochen hat?

»Dass die die Stirn haben, solche Fragen zu stellen!«, schnaubte Anna.

Was wusste Lauri denn schon über ihr Leben? Warum ließen sie sie nicht selbst antworten? Sie wusste schließlich am besten, was sie konnte.

»Ich sehe die Nachrichten in zwei Sprachen. Ich kann Rezepte auswendig, ich weiß genau, was im Keller in den Schränken steht, ich wechsle selbst die Glühbirnen und ... Hörst du? *Sind die praktischen Fertigkeiten der Person schwächer geworden?* Die sollten sich was schämen! Letzte Weihnachten habe ich sogar eine neue Nähmaschine gekauft. Hörst du, Lauri?«

»Ja, ja«, sagte Lauri und fuhr auf den Parkplatz der Reihenhaussiedlung.

»Jetzt antworte du mir mal«, sprach Anna weiter, obwohl sie sah, dass Lauri den Gurt öffnete und aussteigen wollte. »Verstehe ich, was ich höre? Kann ich die Haushaltsgeräte bedienen? Erinnere ich mich, was gestern geredet wurde?«

»Das ist nur eine Bestandsaufnahme. Du bist noch nicht in dem Zustand. Komm jetzt, wir gehen rein, das war alles …«

»Du bist *noch* nicht …? Ich will dir mal eines sagen: Bei dir ist das Alter auch nicht mehr weit!«

Anna ärgerte sich derart, dass sie die Hand, die Lauri ihr hinhielt, nicht ergriff, sich selbst vom Sitz hochrappelte und direkt zur Haustür marschierte.

Als Nächstes kamen Annas Aufgaben an die Reihe. Der junge Psychologe saß ihr gegenüber und las mit monotoner Stimme Wörter von einem Blatt Papier ab.

»Lampe. Krawatte. Münze. Fußboden. Polizei. Apfel. Banane. Mädchen. Zeitung. Bohrer. Löffel. Stift. Kirsche. Montag. Pfarrer. Sonne. Kürbis. Fahrrad. Schaf. Krokodil.«

Dann blickte der junge Mann von seinem Blatt auf, drehte es um und sagte:

»Also, Frau Lehtonen. Zählen Sie jetzt alle Wörter auf, die Sie sich gemerkt haben. Die Reihenfolge spielt keine Rolle.«

Die Wörter waren so schnell gekommen und gegangen, dass Anna sich nichts gemerkt hatte. Außerdem war es eine hässliche Liste gewesen, völlig ohne Zusammenhang. Anna hasste eine solche Verschwendung von Wörtern. Als hätte ein Zeichner aus verschiedenen Bildern Teile ausgeschnitten und schlecht geordnet auf ein Blatt Papier geklebt. Anna tastete nach ihrer Handtasche.

»In aller Ruhe«, ermunterte sie der junge Mann.

Anna versuchte es: »Krokodil. Pfarrer. Löffel. Pfarrer. War da noch was?«

Der Psychologe notierte sich die Antworten auf einem anderen Blatt. Dann sagte er, er werde dieselbe Liste noch einmal vorlesen, nur mit den Wörtern in einer anderen Reihenfolge, und Annas Aufgabe sei dieselbe wie beim ersten Mal.

»Schaf. Krawatte. Fußboden. Polizei. Apfel. Kürbis. Banane. Mädchen. Zeitung. Bohrer. Löffel. Stift. Lampe. Kirsche. Montag. Pfarrer. Sonne. Fahrrad. Münze. Krokodil.«

Anna fiel plötzlich ein, dass es in der Oberschule ein Mädchen namens Kirsikka – Kirsche – gegeben hatte, das später Opernsängerin geworden war. Oder hatte sie bloß Kirsi geheißen? Und dann war da Mimmu Mansikka gewesen, die immer die besten Maikrapfen gebacken hatte. Mansikka wie Erdbeere. Die war an Brustkrebs gestorben.

»Entschuldigung«, sagte sie, als sie begriff, dass der Psychologe auf ihre Antwort wartete. »Ich … Mir ist bloß keine eingefallen, die Blaubeere hieß. Können wir noch mal von vorne anfangen?«

Der Psychologe versprach, die Liste ein drittes Mal vorzulesen.

»Geht es etwas langsamer?«, bat Anna. »Ich hab es nicht richtig hören können. He, hab ich schon Zeitung gesagt?«

Anna hörte den Wörtern zu, wie sie vom Papier fielen. Sie stellte sich vor, dass sie wie Untertitel im Fernsehen über den Tisch liefen. Diesmal schnappte sie das eine oder andere auf. Gleich nach dem Ende fing sie an:

»Apfel. Apfelsine. Krokodil. Pfarrer. Apfel. Pfarrer. Apfel. Mehr weiß ich nicht mehr.«

»Gut.«

»Apfel. Hab ich das schon gesagt?«

Bei der nächsten Aufgabe musste sich Anna eine ganze Geschichte anhören und dann Fragen beantworten. Wieder las der Psychologe vom Blatt ab.

»Eine Frau mit braunen Haaren ging am Dienstagmorgen um halb acht in den Wald spazieren. Unterwegs machte sie einen Abstecher in den Supermarkt und kaufte sich als Proviant eine Apfelsine, drei kleine Schokoriegel und zwei Roggenbrötchen mit Loch in der Mitte. An der Kasse merkte sie, dass sie nur zwei Euro sechzig in der Geldbörse hatte, die Einkäufe aber drei Euro fünfzehn kosteten. Also musste sie einen Schokoriegel und eine Apfelsine weglassen. Dann ging sie in den Wald und dort zweieinhalb Stunden spazieren. Dabei sah sie drei Leute, die ihre Hunde ausführten, fünf Eichhörnchen und einen Jogger.«

Anna nickte. Sie hatte verstanden, dass die Geschichte zu Ende war, wollte sie damit signalisieren. Der Psychologe nahm ein neues Blatt zur Hand, von dem er nun die Fragen ablas. Anna beschloss, schnell zu antworten, denn so konnten ihr die Gedanken nicht davonlaufen.

»Ist die Frau am Mittwochabend oder am Dienstagmorgen spazieren gegangen?«

»Am Morgen.«

»Was hat sie eingekauft?«

»Brötchen. Die mit dem … Loch.«

»Hatte die Frau dunkle oder helle Haare?«

Anna erinnerte sich nicht.

»Trug die Frau eine cremefarbene Jacke?«

»Ja.«

»War die Leiche schon starr?«

Anna starrte den Psychologen an. »Was soll das denn?«

»Sah man irgendetwas, das auf Gewalt hindeutete?«

»Diese Fragen habe ich längst …«

»Hatte die Frau dunkle oder helle Haare?«

»Dunkle.«

»Wuchs der Frau ein Fell?«

»Davon war hier doch nicht ... Was war das für eine Geschichte?«

»Wie viele Eichhörnchen hat die Frau gesehen?«

»Fünf. Hab ich das schon gesagt?«

»Was?«

»Was war noch mal die Frage?«

»Ich glaube, das reicht für heute, Frau Lehtonen.«

»Bist du Polizist?«

34 Nichts wurde mehr wie zuvor. Die Farne fielen aus den Töpfen, oder die Töpfe fielen von den Farnen, und die Erde rieselte durch die Löcher im Vorhang. Anna kam es so vor, als wäre die ganze Welt aus den Fugen geraten oder ausgefallen wie ein Zahn. Alles war in Bewegung, die Wörter tauschten die Plätze. Es gab Türen, es gab Vorhänge, es gab wer weiß nicht was. Die Nachrichten erzählten jeden Tag das Gleiche: Die Temperaturen, die Meeresströmungen und die Jahreszeiten waren auch alle verkehrt. Im Sommer war es zu heiß, die Kinder hatten zu viele Spielsachen, in den Ozeanen war es zu laut, weshalb die Wale von ihren Routen abkamen.

Auch jetzt lagen auf einem tasmanischen Sandstrand 166 Wale. Sie waren an der Wasserlinie gestrandet, lagen auf der Seite und auf dem Bauch, in alle Richtungen ausgestreckt, eine endlose Masse glänzendes schwarzes Fleisch und Flossen. 166 Grindwale, die sich auf der Wanderung in die Gewässer der Antarktis befunden hatten, aber von ihrer Route abgekommen und auf die Küste Tasmaniens gestoßen waren.

»Da haben die Traktoren was zu tun«, stellte Lauri fest und setzte sich vor den Fernseher.

»Die haben nur einen. Ach, die armen Kreaturen.«

Die meisten bewegten sich nicht. Vor Ort hatten sich Menschen eingefunden, die versuchten, die Tiere mithilfe von Planen weiter ins Wasser hineinzuziehen. Einige Wale waren mit nassen Tüchern zugedeckt worden, und man schüttete ihnen mit Eimern Wasser auf den Kopf. Das wirkte jedoch hoffnungslos, denn die Masse der Tiere erstreckte sich über Hunderte von Metern, von einem Ende des Strandes zum anderen.

»Die trocknen im Sand aus«, seufzte Anna leise. »Wieso sind es so viele?«

Am Schluss der Sendung waren 37 Wale gerettet worden und schwammen wieder im Meer, die übrigen 129 starben. Lauri gab einen für ihn typischen Kommentar ab, mit Formulierungen wie »die sollten mal« oder »das kommt alles nur daher, weil«. Anna machte sich gar nicht erst die Mühe, hinzuhören.

»Habe ich eigentlich je davon erzählt, wie ich einmal einen Wal gesehen habe?«, fragte sie, als Lauri endlich fertig war.

»Im Finnischen Meerbusen gibt es keine Wale«, erwiderte Lauri und sah Anna über seine Lesebrille hinweg an.

»Wer redet denn vom Finnischen Meerbusen?«

»Wale gibt es nur in Ozeanen. Da muss man mindestens bis Norwegen fahren.«

»Vergiss es«, schnaubte Anna und versuchte, den Fernseher auszuschalten. Lauris und Eevas Fernbedienung war jedoch zu kompliziert.

»Jetzt kommen Nachrichten«, murmelte Lauri, nahm die Fernbedienung und schaltete um.

Anna dachte über die Welt nach: wie durcheinander sie heutzutage war. Die Fernbedienung hatte zu viele Knöpfe, in Amerika gab es zu wenige Bienen, im Meer war es zu laut.

Zu viele Knöpfe, zu viel Spielzeug, zu viele Geräusche, Jahreszeiten, Türen. Man konnte sich nicht einmal mehr allein verlaufen.

Anna verfolgte, wie Lauri beim Warten auf die Nachrichten die Programme wechselte. In meinem Kopf geht es genauso zu, dachte sie. Jemand drückt auf den Knopf und wechselt die Kanäle. Auch jetzt war die Walsendung weg. So viele Wale im Meer verirrt.

»Es waren so viele«, versuchte sie zu erklären. »Waren es zu viele?«

»Ja«, antwortete Lauri. »Viel zu viele.«

Zu viele Wale, zu viele Kanäle. Zu viele Freunde, zu viel Liebe, zu viele interessante Gedanken und Worte, zu viel gutes Essen und zu viele Kinder. Gott passte da nicht mehr rein.

35

Anna stand an der Schlafzimmertür und schaute ins Dunkel. Im Bett schlief ein Mann. Sein Mund war leicht geöffnet, man hörte den Atem zwischen den Zähnen. Es war kühl im Raum. Anna wusste nicht, wo sie hinein- oder hinausgehen sollte, denn dies war ein seltsames Haus.

»Anna. Ist mit dir alles in Ordnung?«

»Wo sind wir?«

»Wir sind bei uns.«

»Hat das jemand gemietet, während ich weg war?«

Eeva musterte Anna stumm.

»Wir sind bei uns zu Hause. Lauri schläft nur noch.«

»Nein …«

Anna ging den Flur entlang. Alles war in gewisser Weise vertraut, aber gleichzeitig seltsam, falsch, fremd. Als wäre man in eine Wohnung im Treppenhaus nebenan geraten, wo die Zimmer an der gleichen Stelle sind, aber die Sachen, die Farbe des Fußbodens, die Vorhänge, die Türklinken etwas anders. Diese Wohnung war eine geschickt angefertigte Kopie. Anna warf einen Blick in den Putzschrank und in die Toilette. Dort lag ein Kreuzworträtsel auf dem Boden. Jemand hatte ihr Kreuzworträtsel in der Toilette auf den Fußboden gelegt. Anna sah Eeva an.

»Wer ist hier der Hausherr?«

Sicherheitshalber flüsterte sie. Es war eindeutig Morgen, und sie wollte niemanden stören. Bei den Menschen wusste man nie, vor allem morgens nicht. Auch Aulikki aus Parainen war immer mürrisch, bevor sie ihre Zeitung und ihren Kaffee hatte.

»Anna. Du bist bei uns, bis deine Küche renoviert worden ist.«

»Jemand hat eine Kopie gemacht, während ich spazieren war.«

»Wo spazieren?«

»Wo ist Aulikki?«

»Welche Aulikki?«

»Die suche ich.«

Anna schaute ins nächste Zimmer. Ebenfalls ein Schlafzimmer.

»Hier sind nur Lauri und ich.«

»Gerade hat jemand gesagt, Aulikki sei hier. Sonst wäre ich doch gar nicht aufgestanden. Wie spät ist es überhaupt?«

Es war wirklich alles irgendwie durcheinander. Anna überprüfte das Zimmer erneut. Das Sofa, die Vorhänge, der Sessel, der Fernsehtisch, der Zeitungsständer, der Aschenbecher und das rote Plakat sahen alle irgendwie bekannt aus, aber etwas war faul. Anna hielt sich am Türrahmen fest und ließ den Blick schweifen.

»Das sind eure Sachen«, sagte sie dann leicht aufgebracht.

»So ist es«, antwortete Eeva.

»Sie hätten wenigstens um Erlaubnis bitten können, bevor sie eure Sachen nehmen.«

»Ich gehe Lauri wecken.«

Eeva nahm Anna an der Hand und führte sie ins Schlafzimmer. Jemand hatte in ihrem Bett geschlafen, denn die Decke war zurückgeschlagen, und man sah einen Abdruck im Kopfkissen.

»Jemand hat in meinem Bett geschlafen«, flüsterte die Bärenmutter.

»Jemand hat von meinem Brei gekostet«, rief es aus der Küche.

»Jemand hat den ganzen Brei aufgegessen und nichts übrig gelassen!«, beschwerte sich die Stimme des kleinen Bären.

Trotzdem forderte Eeva Anna auf, sich ins Bett zu legen. Da lag sie dann, Arme und Beine ausgestreckt, und starrte an die Decke. Das Kopfkissen hatte die richtige Höhe. An der Decke befand sich in der Nähe des Fensters ein Messinghaken. Dort hatte wahrscheinlich mal eine Schaukel gehangen. Nein, eine Ampel.

»Schaukeln, schaukeln«, murmelte Anna, obwohl ihr bereits die Augen zufielen. »Die Blumen schaukeln.«

Anna wachte davon auf, dass Lauri im Türrahmen stand. Eeva klapperte in der Küche mit Geschirr, Anna nahm Kaffeeduft wahr und setzte sich auf.

»Bei mir hat es heute Morgen ein bisschen im Kopf ausgesetzt«, sagte Anna zu Lauri.

»Der Arzt hat uns schon vorgewarnt. Er meint, die neuen Morgenmedikamente könnten so etwas auslösen.«

»Ich habe geglaubt, jemand hätte eure Wohnung verkauft, während wir weg waren. Und auch noch eure Sachen gestohlen.«

Lauri schmunzelte und half Anna hoch. Wieder dieser scheue Gesichtsausdruck, dachte Anna. Eeva kam aus der

Küche und sah sie an. Anna merkte die unsichere Schattierung im Blick ihrer Schwägerin.

»Pantoffeln an, damit du dich nicht erkältest!«, sagte sie zu Eeva. »Der ist so kalt, euer Fußboden.«

»Mir ist nicht kalt.«

Dann mussten beide lachen. Es war schon schön, wenn man Besuch hatte. Nicht wahr.

36

Als Anna nach Hause zurückkehrte, war dort alles voller gelber Merkzettel. Das Telefon war gegen ein neues mit größeren Tasten ausgetauscht worden, und an der Wand hing eine neue, von Lauri angefertigte Liste mit Telefonnummern.

In der Küche waren die Wände und die Decke cremeweiß gestrichen worden, und man sah keine Spur mehr vom Rauch. Auch der neue Herd hatte größere Knöpfe, und auf einem Zettel über dem Herd stand:

1. Schaltuhr einschalten.
2. Auswählen: 15 min/30 min/45 min.
3. Die Herdplatte normal einschalten.
4. Achtung! Wenn die Schaltuhr nicht an ist, funktioniert der Herd nicht!

Anna schaute in den Backofen. Die Auflaufform war verschwunden. Anna machte den Topfschrank und den Schüsselschrank auf, aber die Form war nirgendwo zu sehen. Sie hatten sie zusammen mit dem alten Herd mitgenommen! Und das gerade jetzt, wo Anna Lust auf Eierkuchen aus dem Ofen hatte. Und der Kühlschrank war bestimmt voller alter Milch. Immerhin war die Tafel Schokolade in der Messerschublade noch da. Anna setzte sich an den Tisch und brach sich eine Rippe ab. Dann versteckte sie die Schokolade wieder an ihrem alten Platz. Wie weiß alles war und wie fremd es roch!

Der Vaterbär, der Mutterbär und der kleine Bär schliefen im Schlafzimmer. Anna betrachtete sie von der Tür aus, mochte sie aber nicht stören, damit der Rauchmelder nicht wieder loslegte. Vielleicht wäre es gut, etwas für die Bären zu backen, für den Fall, dass sie mit knurrendem Magen aufwachten. Sie beschloss, einen Eierkuchen im Ofen zu backen, wenn sie nur Milch im Kühlschrank fände.

Sie nahm die Liste, die ihr die Sozialarbeiterin gegeben hatte, aus der Handtasche und las sie durch:

Befinden sich die Notrufnummern in der Nähe des Telefons?

Sind die Gegenstände für den täglichen Gebrauch leicht zu erreichen?

Gibt es in der Wohnung eine Haushaltsleiter?

Ist es im Treppenhaus hell genug?

Gibt es eine Nachtbeleuchtung?

Passen die Pantoffeln?

Wird vor der Tür gestreut?

Ist die Brille in Ordnung?

Gibt es eine ausreichende Erste-Hilfe-Ausrüstung in der Wohnung?

Dann steckte sie die Liste wieder in die Handtasche. Die letzten Wochen waren voll von Befragungen und Tests gewesen, sie hatte angefangen, jede Liste, auf der mehr als drei Fragen hintereinander standen, zu hassen. Was ging es irgendjemanden an, welche Pantoffeln sie anzog? Sie hatte doch wohl das Recht, unpassende Pantoffeln und eine schlechte Brille zu tragen, wenn sie das wollte. Warum sprachen sie nicht höflicher mit ihr? Warum unterhielten sie sich mit ihr nicht wie mit einem normalen Menschen, und sei es über Pantoffeln oder Küchenleitern? Warum mussten sie alles in Frageform bringen?

Um elf läutete es an der Tür. Über dem Sicherheitsschloss klebte ein gelber Zettel, auf dem stand: Anna, nicht das Sicherheitsschloss abschließen! Anna drückte die Klinke und schaute durch den Türspalt. Im Treppenhaus stand ein Junge, der wie ein Kobold aussah. Seine dicken Haare ragten in alle Richtungen.

»Fleischsuppe, Gemüse-Preiselbeer-Rohkost und Beerengrütze«, sagte der Junge.

»Ich habe nichts bestellt.«

»Das ist der Essens-Service.«

»Ich wollte Eierkuchen machen«, sagte Anna und hielt die Tür strikt auf Spaltbreite.

»Jedenfalls ist für Sie dieses Mittagessen bestellt worden.«

Der Junge streckte Anna das Tablett entgegen, und sie ergriff es widerwillig.

»Ich habe alte Milch im Kühlschrank.«

»Auf dieser Liste hier stehen Ihr Name und Ihre Adresse.« Der Junge zeigte ihr eine zerknickte Fotokopie.

»Ich will keine Listen«, zischte Anna und stieß das Blatt von sich.

»Jetzt essen Sie das mal, wenn Sie es schon umsonst kriegen«, meinte der Junge schnippisch, machte mit Filzstift ein Zeichen auf dem Blatt und eilte die Treppe hinunter.

Anna ging mit dem Tablett in die Küche. Der Herd war neu. Er hatte größere Knöpfe als der alte, und auf dem Zettel über dem Herd stand:

1. Schaltuhr einschalten.

2. Auswählen: 15 min/30 min/45 min.
3. Die Herdplatte normal einschalten.
4. Achtung! Wenn die Schaltuhr nicht an ist,
   funktioniert der Herd nicht!

Schon wieder derselbe Zettel, dachte Anna. Sie haben denselben Zettel aus der anderen Küche geholt.

37

Am Ende hing alles von Kleinigkeiten ab. Anna wachte von der unter dem Haus vibrierenden U-Bahn auf und spürte sofort, dass es ein unruhiger Tag werden würde. Ein bisschen wie seinerzeit auf der Insel, wenn man gleich beim Öffnen der Tür den brütenden Tiefdruck wahrnahm. Dennoch war schwer zu sagen, was genau es war. War es der Ostwind, der einem auf dem Pfad zur Spitze entgegenwehte? Oder der Schweiß, der das Hemd feucht werden ließ, die Erwartung des Gewitters, ein Laut oder vielleicht die Abwesenheit eines Geräuschs? Auch der Hund spürte es. Er saß am Fenster oder auf der Veranda, die Schnauze erhoben, zuckte beim geringsten Rascheln zusammen und wartete.

Thomas war schon auf dem Weg zur Arbeit. Anna zog sich an, ging ins Wohnzimmer, drehte den Gaskamin an, schaltete den Fernseher ein, schaltete ihn wieder aus, ging in die Küche, aß einen Apfel, sah alle Essensschränke durch, um herauszufinden, worauf sie Lust hatte, aber es war nicht der Apfel. Sie aß ein Brot, aber auch das war es nicht. Dann spähte sie in den Gefrierschrank, in den Gewürzschrank und in die Keksdose, aber nirgends war das, was sie suchte.

Sie ging nach oben, betrachtete das leere Schlafzimmer, den Wäschekorb, die Fotos, die Bücher. Sie ging ins Bad und sah sich die Reihe der Shampooflaschen an, die erfrorene Grünpflanze, den blauen Teppichboden, die Haare in der Wanne. Sie ging wieder nach unten und öffnete den Kühlschrank.

Das Gefühl erinnerte an Sehnsucht, an Hunger, Durst oder Müdigkeit, außer dass es nichts davon war.

Dann läutete es an der Tür. Der Briefträger stand davor.

»Ist das hier Trevelyan Road 42?«

Anna schüttelte den Kopf. »Wir sind die 40.«

Der Briefträger schaute die Straße hinunter, blickte auf seinen Plan und wieder auf Anna.

»Warum ist das nächste Haus dann die 43?«

Anna hatte nie darüber nachgedacht, aber es stimmte, dazwischen fehlte eine Nummer.

»Wir kriegen ziemlich regelmäßig Post für die 42, die werfen wir wieder in den Briefkasten«, erklärte sie. »Ich weiß nicht, wo sie dann landet.«

»Fehlt hier also auch die 41?«

»Die ist im Hinterhof von der 43, man kommt durch das Tor in der Seitenstraße dorthin.«

Der verwirrte Briefträger schaute in die Richtung, in die Anna deutete. Er war augenscheinlich neu, die Stadtplanseite, die er aufgeschlagen hatte, war voller kleiner Eintragungen. Unter der neuen Mütze perlte der Schweiß, und der Mann tat Anna leid.

»Ich kann mitkommen und es Ihnen zeigen.«

Der Briefträger bedankte sich und erzählte, eigentlich hätte man ihm jemanden mitschicken wollen, der ihm alles zeigte, aber der Betreffende sei krank geworden, und darum sei er nun allein auf den Plan angewiesen.

»Das lernt man aber nicht vom Papier.«

»Bestimmt nicht«, schmunzelte Anna, tauschte die Hausschuhe gegen Turnschuhe und zog sich die Jacke über. Sie fand es schön, endlich einmal jemandem helfen zu können.

Und so geschah es. Anna schloss die Haustür hinter sich und ging. Der Briefträger folgte ihr, die Klappe seiner Posttasche gab im Takt der Schritte klatschende Geräusche von sich, und der Mann lamentierte weiterhin über die Anforderungen dieses Tages. Sie erreichten die Straßenecke, Anna deutete auf ein Eisentor und die Gasse dahinter, der Briefträger bedankte sich und bog ab.

Im selben Moment begriff Anna, dass sie den Hausschlüssel auf dem Tisch im Flur liegen gelassen hatte. Verärgert sah sie auf die Uhr und stellte fest, dass es noch vier Stunden dauerte, bis Thomas zurückkam. Von so einer Kleinigkeit hing es ab. Anna beschloss, mit der U-Bahn zu Thomas' Arbeitsplatz zu fahren.

Die U-Bahn rumpelte in Richtung Zentrum. Die vertrauten Durchsagen folgten aufeinander, die Türen gingen laut auf und zu und ließen Menschen herein und hinaus. Anna stieg an der Station Kensington in eine andere Linie um und saß kurz darauf in einem neuen Wagen, ebenso laut, ebenso schlecht belüftet.

Zerstreut blätterte sie in einer Zeitung, die auf einer Bank liegen geblieben war. Da fiel ihr Blick auf ein Bild von Iwan Mischukow. Anna kannte das Bild. Es war gemacht worden, bevor man den Jungen erwischt hatte, vor einer verlassenen Lagerhalle, an dem Ort, wo er mit den Hunden gelebt hatte. Auf dem Foto sprang der nackte Iwan mit zwei Hunden über das Gelände, weiter hinten schliefen ein kleinerer Mischlingshund und zwei Welpen.

Der Artikel unter dem Foto berichtete, Iwan sei nach sieben Jahren unter die Hunde zurückgekehrt. Er war zu einem Kleinkriminellen geworden, hatte angefangen, Amphetamine zu nehmen, und war im Sommer an einem Raub beteiligt gewesen, bei dem ein Moskauer Taxifahrer ermordet wurde. Danach war Iwan verschwunden. Jetzt, ein halbes Jahr später, hatte man ihn in einem Waldstück am Stadtrand unter streunenden Hunden gesehen. Der Junge – fast schon ein Mann – lief wieder auf vier Beinen. Die Miliz wollte Iwan und die Hunde erschießen, weil sie Raubzüge zu den umliegenden Bauernhöfen unternahmen und den Kindern Angst einjagten, aber die Ärzte, die Iwan untersucht hatten, wehrten sich heftig dagegen. Einer von ihnen hatte mit einem Buch über Iwan viel Geld verdient. Wissenschaftler, die Iwan kannten, hatten versucht, im Wald mit ihm zu reden, aber der Junge war bellend davongerannt.

Was hätte Antti wohl darüber gedacht?, fragte sich Anna plötzlich. Hätte ihn die Meldung traurig gemacht? Nun war es dem Hundeknaben also nicht gelungen, als Mensch zu leben. Im selben Moment spürte sie ein sonderbares Kollern in ihrem Inneren. War das die U-Bahn, oder klapperte da irgendwo eine Tüte voller Steine? Sie hatte das Gefühl, als wäre ihre Haut straff gespannt und einem starken, schweren Druck ausgesetzt.

Vielleicht wäre Antti auch nur erleichtert darüber gewesen, dass der Junge wieder zu den Hunden zurückgefunden hatte. Vielleicht, ja. Vielleicht wäre Antti erleichtert gewesen.

»Ist mit dir alles in Ordnung, mein Schatz?«, fragte die karibische Frau, die ihr gegenübersaß.

Anna versuchte zu antworten, schaffte es aber nicht, der Frau in die Augen zu schauen, weshalb sie sich damit begnügte, den Kopf zu schütteln. Die Zeitung zitterte in ihren Händen, und sie schwitzte im Nacken. Sie spürte die Blicke, die ihr über Bücher hinweg zugeworfen wurden, und aus dem Augenwinkel sah sie einen Mann, der im Gang stand, das Fenster öffnen, wodurch das Rattern der U-Bahn noch lauter wurde. Wohin fuhr diese U-Bahn? Wohin wurde Anna mit diesem entsetzlichen Tempo und Krach gebracht?

Sie berührte das Foto von Iwan Mischukow. Mehr konnte sie sich nicht erklären, sie musste sich aufs Atmen konzentrieren. Schwankend stand sie auf und ging zur Tür. Die Menschen machten ihr Platz, niemand sah ihr in die Augen, selbst am Ende des Waggons wandte man den Blick ab. Die karibische Frau lehnte sich wieder mit ihrem Gebetbuch zurück.

Die U-Bahn hielt, Anna stieg aus. Mit an die Brust gedrückter Zeitung fuhr sie die Rolltreppe hinauf. Oben fand sie eine Bank neben einem Zeitungskiosk. Dort saß sie dann, mit geschlossenen Augen und schniefend, und versuchte sich zu beruhigen.

Was würde Antti denken, wenn er sie so sähe? So weit weg von zu Hause, so allein und verirrt. Es gab keinen Ort, den sie aufsuchen konnte. Keinen Ort, der ihr gehörte. Tag für Tag sprang sie bloß von Stein zu Stein, mit angehaltenem Atem, und versuchte, nicht ertappt zu werden.

»Mama, warum hast du so große Ohren?«

»Nicht jetzt.«

»Mama, warum hast du so einen großen Mund?«

»Leg dich jetzt hin!«

»Wo ist Papi?«

»Psst.«

Es gab Tage, an denen sie kaum wusste, wer sie war. Tage,

an denen sie den Mund aufmachte und nicht wusste, welche Sprache herauskommen würde. Jemand schlich ihr hinterher, leise und unabweislich, und aß Stücke ihres Gedächtnisses auf. Wo Stücke fehlten, wurden Steine hineingestopft, und dann wurden die Löcher zugenäht. Darum kollerte und klapperte es in ihr, sie fühlte sich ausgehöhlt.

Anna stand auf. Sie befand sich an der Station Brick Lane. Schon im Moment des Aufstehens wusste sie, dass sie nicht zu Fuß zu Thomas' Arbeitsplatz gehen würde. Und sie würde auch nicht nach Hause zurückkehren.

Sie würde weitergehen, fort. Jedenfalls würde sie es versuchen.

Irgendwo war Iwan Mischukow, er war es die ganze Zeit gewesen. Irgendwo gab es noch jemanden, den Antti zurückgelassen hatte, jemanden, der auch aus den Fugen geraten war, einen Vierbeinigen. Und so faltete Anna das Foto von Iwan zusammen, steckte es ein und verließ den Bahnhof. Die Stadt schloss sie in die Arme wie ein winderfülltes Meeresufer.

38

Die Marktstände hatten sich bis auf den Bürgersteig ausgebreitet. Anna roch Fisch, Curry, frischen Koriander und Waschmittel. Sie ging an fremdartigen Gemüsesorten, an Früchten und billigen T-Shirts vorbei, an indischen Mamas, die sich routiniert verschiedenfarbige Pfeffersorten, Wurzeln, Samen und Schoten heraussuchten und in ihre Einkaufskörbe legten. Anna ging an Schweinsfüßen und Innereien vorbei, an Hühnern, die an Haken hingen, an Fischtheken mit türkisen, pinken, stachligen Fischen, an Krabben, Hummern, Tintenfischen, an karibischen Omas und an einem Fischhändler, der für seine Kunden sang.

Die Kinder wollten sich die Fische ansehen, und so blieb Anna kurz stehen.

»Mama, wie kann man einen Fliegenden Fisch essen?«, wunderte sich Liina-Liina und berührte die geflügelten Fische, die in einer Kiste aufgeschichtet waren.

»Das kann man schon«, antwortete Anna.

»Schneidet man dann zuerst die Flügel ab?«, fragte Eino Oskari.

»Die Flügel von einem Hähnchen kann man essen«, sagte Kerttu Kirsikka.

»Aber da ist ja auch Fleisch dran. Die Flügel von den Fischen da sind bloß aus Haut«, meinte Liina-Liina.

»Die schwarze Hähnchenhaut ist am besten.«

Anna und die Kinder sahen zu, wie der singende Fischhändler für eine kleine karibische Oma unter den stachligen Fischen den allerbesten heraussuchte, behutsam auf eine Zeitung legte, wog, ins Papier einschlug und der alten Frau in den Korb legte. Mit rumpelnden Gummistiefeln kehrte er hinter die Theke zurück und wandte sich der nächsten Kundin zu.

Anna ging weiter. Der Stadtteil wurde vom nächsten abgelöst, es kam ein neuer Markt mit den gleichen Gerüchen, den gleichen Früchten, den gleichen Rufen, dem gleichen Verkehrslärm. Dazwischen ein Greasy Spoon, ein Schuster, eine Kirche, ein Supermarkt, ein Zeitungsjunge, dann kam der dritte Stadtteil. Jemand stand vor der Bibliothek und predigte über Jesus. Auf seiner Stirn perlte der Schweiß, und der mit Silberfäden verzierte türkisfarbene Umhang leuchtete in der Sonne. Eine Schar Kinder kam aus der Bibliothek, alle trugen die gleichen grünen Schuluniformen, weiße Strümpfe und schwarze Schuhe.

Das Gehen half. Je länger Anna ging, desto besser fühlte sie sich. Sie ging dem Zentrum entgegen, obwohl sie kein bestimmtes Ziel hatte. Sie hörte das Brummen der Busse und das Quietschen ihrer Bremsen, Sirenen, die Stimmen der Menschen, das Klappern von Kanaldeckeln, Hammerschläge, Fetzen von Musik, aber bei alldem hielt sie die Augen auf die Straße gerichtet und konzentrierte sich aufs Gehen.

»Wo gehen wir hin?«

»Wie viele Meter noch? Warum gibt es hier keine Meter?«

»Wie viele Meilen sind sieben Kilometer?«

»Mama, gibt es hier Minuten? Was ist eine Minute auf Englisch?«

Anna nahm ihre Armbanduhr ab und warf sie in den Abfalleimer neben einer Bushaltestelle. Sie beschloss, auch nicht auf andere Uhren zu schauen. Die übermäßigen Geräusche wurden leiser, und Anna dachte nicht mehr an sechs Uhr und an Thomas' Rückkehr von der Arbeit.

So ging Anna die ganze Nacht.

Als der Tag anbrach, kaufte sie sich eine U-Bahn-Fahrkarte und betrat mit vielen anderen die Rolltreppe. Ein endloser Strom von Menschen glitt hinauf und hinab. Anna schaffte es in die erste U-Bahn hinein und schob sich auf den letzten freien Sitzplatz. Sie horchte auf das Rattern und Vibrieren. Kurz dachte sie an Thomas' Küche und daran, wie der unterirdische Zug den Raum leicht zum Klirren brachte. Sie erinnerte sich an die Farbe des Fußbodens und an das Klimpern des Topfdeckels. Dann fiel ihr ein, dass sie ihr Notizbuch auf dem Küchentisch vergessen hatte. Sie stellte sich vor, wie Thomas das Buch aufschlug, vielleicht etwas daraus mithilfe des Wörterbuchs übersetzte, darin nach einer geheimen Botschaft oder Erklärung suchte. Was mochte die letzte Liste gewesen sein, die sie aufgeschrieben hatte? Vielleicht das Gästezimmer oben am letzten Montag:

Schiefe Tagesdecke, schiefes Kopfkissen, Eckquasten.

Weißer Vorhang, Porzellanmädchen mit roter Schürze, Kerzenständer, Atlas, Taschentuch.

Teetasse.

Telefon mit Knoten in der Schnur.

Staub auf dunklem Plastik.

Papierkleber. Büroklammer aus Kupfer.

Es vergingen Tage, dann Wochen. Je länger Anna unterwegs war, desto stiller wurde sie. Auf diesem Weg hatte sie sich die ganze Zeit befunden. Nach den ersten Wochen verstummten die Sätze in ihrem Kopf, und sie dachte nicht mehr an Thomas und nicht an London, nicht an die Dinge, die sie gesehen hatte, nicht an die Uhr, nicht an die geplante Renovierung des Wohnzimmers. Anna hörte auf, die Straßenschilder und die Namen der Stadtteile zu lesen, die Postcodes und die Meilenzeichen. Sie ging aus London hinaus und verlor die Orientierung, bis sie nach einiger Zeit begriff, dass sie wieder an der Themse war. Annas Denken wurde still und ihr Schritt leicht, und das war gut.

Die Kinder begleiteten sie die meiste Zeit, aber bisweilen verschwanden auch sie im Gewimmel der Stadt. Tag für Tag wurde Anna kleiner und weniger, wie ein Bonbon, das im Mund allmählich schmolz. Manchmal sah sie dem Abendverkehr zu, während der Himmel sich verdunkelte, wenn die Autos als roter und weißer Lichtstreifen durch die Adern der Stadt flossen, und dann stellte Anna sich vor, eine Zelle unter vielen anderen zu sein.

39

Im Nachtasyl der Heilsarmee bei der Station London Bridge war Platz, denn seit Anfang April herrschte besseres Wetter. Anna duschte dort gelegentlich, wechselte die Kleider und reparierte ihre Schuhe mit Sekundenkleber. Das Asyl betrieb auch eine kleine Kantine sowie eine Kleiderausgabe, wo man seine schmutzigen Sachen gegen gebrauchte saubere tauschen konnte. Anna hing nicht an ihren Kleidern und hatte hier schon mehrere Male getauscht. Die Schuhe behielt sie aber, denn es war schwer, so kleine Größen zu finden.

In der Kantine gab es einfaches Essen, was in England Brot, Bohnen, Pommes frites und dicke Fleischsuppe namens Schottischer Eintopf bedeutete. Der Tee wurde in den gleichen Behältern gekocht wie im Greasy Spoon, war genauso schwarz und bitter und verlangte einen Schuss Milch. Anna liebte diesen starken Tee und trank ihn stets aus einer großen Tasse. Dazu gab es dicke Butterkekse, und freitags backten die freiwilligen Mitarbeiterinnen einen mit Rosinen, Kirschen und Datteln vollgestopften Früchtekuchen, der so fettig war, dass er einen geschmacklosen Film auf den Lippen hinterließ.

In der Eingangshalle des Asyls wurden alle Wände von

Schwarzen Brettern eingenommen. An einem hingen christliche Plakate, Einladungen zum Abendgebet und zu Bibelkreisen, aber vier Tafeln waren für diverse Vermisstenanzeigen oder für Bitten um Kontaktaufnahme reserviert. Ein Prinzip des Asyls bestand darin, dass man zwar Nachrichten von den Bewohnern an die Verwandten und von den Verwandten an die Bewohner weitergab, jedoch nie ohne die Zustimmung der betreffenden Person Kontakt mit deren Familie aufnahm. Es war möglich, sich lediglich mit den Vornamen im Asyl einzuschreiben.

Hin und wieder las Anna einige Anzeigen am Schwarzen Brett: unterschiedlich aussehende Männer und Frauen verschiedenen Alters aus verschiedenen Regionen des Landes, zum größten Teil weiße Engländer, darunter der eine oder andere schwarze Mann. Auf den Fotos lächelten sie an Stränden oder in häuslicher Umgebung, auch ein paar Hochzeits- oder Klassenfotos waren dabei. Alte Leute, Teenager, junge Familienväter. Die Texte zu den Bildern folgten immer demselben Schema: Beschreibung des Aussehens, besondere Kennzeichen, Zeitpunkt und Umstände des Verschwindens, eventuelle Medikation, Bitte um Kontaktaufnahme. Manche Anzeigen waren mit der Zeit aktualisiert worden; man hatte Informationen über Poststempel hinzugefügt oder Angaben, wo die Person gesehen worden war. In einigen Bitten um Kontaktaufnahme teilte die Familie etwas von sich mit: die Hochzeit der Schwester, die Erkrankung des Vaters, eine neue Adresse, ein Foto von einem Kind.

Manchmal fragte sich Anna, ob ihretwegen auch eine Vermisstenanzeige geschrieben worden war, aber weiter ging der Gedanke nicht. Es herrschte Stille in ihrem Kopf. Außerdem würde sie sich auf einem Foto kaum wiedererkennen. Hatte Thomas überhaupt je Bilder von ihr gemacht? Es fiel Anna schwer, sich an solche Einzelheiten zu erinnern. Als wäre eine Trauer gewichen und hätte nichts als große Leere zurückgelassen. Woher kam diese Leere? Anna konnte die Frage nicht beantworten. Aber die Leere ging jedenfalls nicht weg.

Die Hälfte eines Schwarzen Bretts war für die Polizei reserviert. Dort hing eine Liste von Personen, die tot aufgefunden worden waren und von der Polizei nicht identifiziert werden konnten. Diese Tafel war vor allem für Leute bestimmt, die nach Angehörigen suchten. Anna faszinierte die Genauigkeit und Schlichtheit der Beschreibungen. Es wurde alles aufgezählt, was von dem unbekannten Menschen übrig geblieben war, und meistens war es eine Liste mit banalen, nichtssagenden Einzelheiten:

Eine Frau kam bei einem Autounfall in London in der Nähe von St. Paul's ums Leben, am 26. 5. 1980. Sie war weißhäutig, ca. 50–55 Jahre alt, 160–165 cm groß, blaue Augen, Haare grau und bis auf die Schulter reichend. Ihre Zähne waren in keinem guten Zustand. Die Frau trug eine graue, französische Jacke, eine grüne Bluse, weite schwarze Hosen und schwarze Pumps. Ihr einziges Hab und Gut waren ein Rosenkranz, zwei Haarspangen und einige Münzen.

Ein Mann wurde am 18. 3. 1981 in der Nähe von Greenwich an der Themse gefunden, hatte aber bereits mehrere Monate, möglicherweise fünf, im Wasser gelegen. Es wird angenommen, dass er weiße Haut hatte, 20–50 Jahre alt und 175–180 cm groß war, kräftig oder stämmig, Haarfarbe dunkel. Er hatte gute Zähne mit nur einer Plombe, Schuhgröße 7. Der Mann hatte kein Eigentum bei sich, aber er trug an der rechten Hand einen goldenen Ring mit rotem Stein. Der Mann trug schwarze Schuhe, innen mit dem Markenzeichen Dickham Casablanca, blaue Levi's-Jeans, ein blaues Jeanshemd mit Redwood-Knöpfen und eine braune Lederjacke, mit dem Markenzeichen Trapper auf dem Reißverschluss. In der Tasche steckte ein Mundspray.

Eine kaukasische Frau wurde am 10. 8. 1980 am Fuß der Fan-Bay-Klippen in Kent gefunden. Sie wird auf 35–45 Jahre geschätzt, ca. 160 cm groß, schlank, kurzes, dunkelbraunes Haar. Als sie aufgefunden wurde, trug sie Kleider von guter Qualität: schwarze Stiefeletten, kurzer Rock mit schmalen Streifen, schwarze Bluse sowie schwarze Jacke, schwarze Strumpfhose und schwarzer Hut. Sie hatte 60 Pfund bei sich, zwei Ringe, eine Perlenkette, einen Reiseführer für Oxford, Lippenstift und eine halbe Flasche Wodka.

Eine Frau wurde am 24. 4. 1979 im Wald bei Bromley, Südost-London, gefunden. Es wird angenommen, dass sie zwei Tage vorher starb. Ihr Alter wird auf 35–50 Jahre geschätzt, aber sie wirkt unter Umständen jünger. Sie war 160 cm groß, schlank, sie hatte langes, blondes, am Ansatz graues Haar und am linken Fuß eine kleine Narbe. Als sie gefunden wurde, trug sie eine cremefarbene Jacke, eine schwarze Bluse (Größe 16, Jeff Co.), schwarze Hose, schwarze Unterwäsche und schwarze Spirit-Lederstiefel (Größe 6).

Beim Lesen der Anzeigen stellte sich Anna den jeweiligen Menschen dazu vor. Manchmal ließen die Beschreibungen eine Geschichte entstehen, manchmal weckten sie lediglich die große Frage, warum niemand diesen Menschen vermisste.

Gelegentlich spielte Anna mit dem Gedanken, dass sich die Anzeigen in der Eingangshalle gegenseitig riefen. Dann nahm sie die Fotos der Verschwundenen in Augenschein und überlegte, ob welche davon zu den Beschreibungen der Polizei passten.

Anna gewöhnte sich an, in der U-Bahn und in Bussen zu schlafen. Nachts ging sie. Auf den Zeitungsfotos wuchs der Bauch der Prinzessin und verschwand dann, danach wurde ein Prinz geboren und getauft. Mit dem Herbst kam der Regen, am Himmel flogen kaputte Regenschirme, und die Menschen schlangen sich Schals um den Hals. Anna wurde kleiner, der Winter verging.

Zwei Mal musste sie die Erste-Hilfe-Station aufsuchen, weil sie so schlimme Blasen an den Füßen hatte, dass sie die Strümpfe nicht mehr ausziehen konnte. Beim zweiten Besuch ließ die Krankenschwester Anna allein im Behandlungszimmer und kam wenig später mit einem Arzt zurück. Der Arzt untersuchte zuerst Annas Fußsohlen, setzte dann die Brille ab und musterte Anna nachdenklich.

»Von wie weit her sind Sie zu Fuß gegangen?«

»Nur innerhalb Londons«, antwortete Anna.

»Ich habe noch nie solche Fußsohlen gesehen. Wo wohnen Sie?«

Anna spürte den Blick des Arztes, begnügte sich aber damit, den Kopf zu schütteln.

»Möchten Sie ein paar Tage hierbleiben und sich ausruhen? Ich könnte Ihnen inzwischen die Möglichkeit verschaffen, mit jemandem zu reden.«

»Nein, danke«, antwortete Anna. »Das wird schon.«

Der Arzt schaute sie noch eine Weile an, dann setzte er die Brille wieder auf und warf einen Blick auf die Schwester. »Gut. Sie bekommen Schmerztabletten und etwas zum Desinfizieren mit.«

Die Schwester reinigte die Wunden, verband sie und gab Anna eine Rolle sauberen Verband und Desinfektionstupfer. Am Empfang wartete eine Tüte auf sie, die der Arzt ihr hinterlegt hatte. Sie enthielt Schmerztabletten und gebrauchte Sandalen in ihrer Größe. Sie trugen den Stempel des Ärztezentrums, das hieß, dass sie zur Dienstkleidung des Personals gehörten. Anna lächelte, als sie die Schuhe sah, und ging dann auf die Toilette, um sie anzuziehen.

Der Sommer kam näher, und die Sandalen passten wie angegossen über den Verband. Im Hof des Ärztezentrums blühte schon ein Kirschbaum, und Anna humpelte langsam davon.

40

Eines Tages rief jemand Anna beim Namen.

»Anna!« Ein fünfzigjähriger Mann winkte auf der anderen Straßenseite und bedeutete ihr, herüberzukommen. Naturlocken, breites Lächeln, jemand, der ihr bekannt vorkam, auch wenn er zugenommen hatte. Trotzdem konnte sie sich nicht erinnern, wer der Mann war.

Sie überquerte die Straße.

»Wie geht es dir?«, fragte der Mann und streckte die Hand aus. Er trug Arbeitskleidung, und seine Hände waren mit Farbflecken gesprenkelt. Da fiel es Anna ein: Es war der Bruder ihres ehemaligen Vermieters, der im Erdgeschoss gewohnt hatte. Anna blickte sich um und begriff, dass sie sich in Balham befand. Auch hier hatte sie einmal gelebt.

»Du bist immer noch in London«, stellte Steve fest. »Martin ist nach Neuseeland gezogen, wir haben ihm das obere Stockwerk abgekauft.«

Steve nahm Anna mit, damit sie sich ihr altes Zuhause anschauen konnte. Der Hof lag voller Bauabfälle und Werkzeug, aber ansonsten war alles wie früher. Vor dem Fenster standen drei alte Fahrräder zusammen, und Anna erkannte eines davon als ihr eigenes. Sie lächelte dem Fahrrad zu und berührte flüchtig den Gepäckträger.

»Hier hat sich einiges verändert«, sagte Steve, als sie hineingingen.

Und das stimmte. Eine ganze Wand fehlte, und die Treppe hatte den Platz gewechselt. Annas altes Zimmer war jetzt die Küche, und die alte Küche im Erdgeschoss war mit dem Wohnzimmer verbunden worden. Das andere Untermietzimmer hatte man zum Kinderzimmer umfunktioniert. Das nach hinten gelegene Fenster hatte jedoch den gleichen Blick auf den Garten wie früher. Anna erinnerte sich, wie sie dort manchmal mit ihrem Vermieter, der anderen Untermieterin und den Kindern aus dem Parterre gesessen und Würstchen gegrillt hatte. Der Bruder war mit einer Russin verheiratet, und die beiden stritten sich oft. Anna hatte die Schreierei durch den Fußboden ihres Zimmers hindurch gehört.

»Für dich ist Post da«, sagte Steve in der Küche.

Anna setzte sich auf die Couch, während Steve Tee kochte und ihre Post suchte. Am Fenster hingen die alten Vorhänge aus dem ersten Stock, und anstelle des Regals stand da eine Kommode, die sie kannte. Sie erinnerte sich, dass bei ihrem Einzug eine kleine Vase mit Kirschblütenzweigen auf der Kommode gestanden hatte.

»Irgendwo hier war sie, aber wo nur ...«, hörte sie die Stimme des Bruders.

»Lass gut sein«, sagte Anna. »Ich hole sie ein anderes Mal.«

Sie fühlte sich heimisch auf der alten Couch. Sie dachte: Noch immer kommt irgendwo Post für mich an. Ich habe hier wirklich einmal gewohnt. Und für einen Moment hatte sie das Gefühl, an einem Ort zu sein, oder vielleicht auch an mehreren Orten, an all den Orten, die sie verlassen hatte, von denen sie zugunsten eines anderen Ortes verschwunden war.

Kleine Teile, Augenblicke, die sich voneinander gelöst hatten. Einzelheiten, Wörter, Linien.

Die einen waren Anna in Erinnerung geblieben, die anderen nicht.

Am Abend war Anna so müde, dass sie nicht einmal mehr die Kraft hatte, ein Schlaflied zu singen. Die Kinder machten ihre Aufgaben, denn in England ging man schon mit vier in die Schule.

»*I run, you run, he/she runs.*«

»*We ran, we were running, they have ran*, nein, *run.*«

»*I die, you die, he/she dies.*«

»*We are dead, they have died. Why did they die? It was an accident.* War das richtig, Mama?«

Aber Anna war so müde, dass sie nicht helfen konnte.

»Ich möchte eine blaue Schuluniform«, sagte Kerttu Kirsikka.

»Ich kann was singen«, erklärte Piia Pampula und streckte den Arm. Das tat sie immer, wenn sie selbst erfundene Lieder sang, sie schwenkte die Arme im Takt und sah abwechselnd wie ein Dirigent und wie ein Vogel aus. Manchmal schwebte sie mit einem chinesischen Essstäbchen oder mit dem Schneebesen in der Hand durchs Zimmer und drehte sich im Rhythmus der Melodie. Anna liebte es, dem Kind dabei zuzusehen.

Die Kinder zankten sich ums Kopfkissen und darum, wer unter Mamas Achsel durfte. Als alle endlich die Köpfe auf dem Kissen hatten, hob Piia Pampula den Arm und fing an zu singen.

»Schlaf, schlaf, selig süß, schleiche, schleiche, alte Wölfin …«

Die zarten Hände schwangen im Takt der Melodie hin und her und illustrierten die erfundenen Strophen. Schließlich nickte Anna zum Dank, legte den Finger auf die Lippen und deutete auf Viu Viu. Das Kleine schlief bereits. Piia Pampula gab Anna einen Kuss auf die Wange und legte dann den Kopf auf das Kissen nebenan.

Anna lag noch eine Weile wach. Im Schlafsaal des Nachtasyls war es nie vollkommen dunkel, denn über der Tür brannte ein Licht. Die Nacht würde wohl ruhig werden. Die Hälfte der Betten war leer, und vorläufig schnarchte niemand. Die Frau, die im unteren Bett am Fenster lag, murmelte im Schlaf, aber es klang nicht nach einem Albtraum.

41 Man ahnte den Flughafen Heathrow schon viele Kilometer voraus. Der Himmel erdröhnte, die Landschaft verwandelte sich in langweiliges, ungenutztes grünes Gelände, die Wohnhäuser verschwanden und wurden von grauen Betongebäuden abgelöst, die in unterschiedlichen Funktionen dem Flughafen dienten. Viele waren eingezäunt, und an den Toren der Absperrungen hingen Schilder und Verbote. Die Pfeiler der Straßenlampen waren kurz, wie Spielzeuglampen mit zu großem Kopf, und ihr Licht war gelber als üblich. Anna ging auf der Böschung einer Straße ohne Gehweg, denn mit Fußgängern wurde in dieser Gegend nicht gerechnet.

Der Parkplatz von Heathrow erstreckte sich, so weit das Auge reichte, in alle Richtungen. In endlosen Reihen standen die Autos auf dem eingezäunten Gelände. Dann rückte endlich der eigentliche Terminalkomplex in den Blick. Anna schlüpfte an Schranken vorbei und ging auf den erstbesten Eingang zu. Die Gleittüren öffneten sich, Menschen mit Gepäck strömten ins Gebäude.

Anna blieb vor der Tür zur ersten Halle stehen und beschloss dann, sich nach links zu wenden, denn in diese Richtung gingen die meisten Leute. Auf dem Gang hallte ein metallisches Surren wider, weil manche mit vollen Gepäckwagen zum Terminal 1 rannten. Andere wiederum machten den Eindruck, als wären sie gerade erst aufgewacht und würden sich am liebsten hinsetzen und die Zähne putzen.

Im ersten Stock tat sich eine von Läden und Restaurants eingefasste Halle auf, deren Mitte von den Check-in-Schaltern und den Schlangen davor eingenommen wurde. Oberhalb der Köpfe gliederten gelbe Würfel mit Buchstaben und Zahlen den Raum. Anna schlängelte sich quer durch die Halle, was dauerte, denn sie musste einer ganzen Menge von Grüppchen, Gepäckstücken und mit Schnüren verbundenen Pfosten ausweichen. Schließlich fand sie eine freie Bank. Dort legte sie sich hin und schlief ein.

Als sie aufwachte, war es sechs Uhr und draußen dunkel. Anna wusste nicht mit Sicherheit, ob es Abend oder Morgen war. Ein Teil der Leute, die auf den umliegenden Bänken lagerten, schlief, mancher auf seiner Tasche, mancher unter seiner Jacke. Eine Frau hatte ein Kopfkissen dabei und eine Schlafmaske aus Samt. Eine indische Familie hatte drei Bänke zusammengeschoben und die Schuhe in einer Reihe unter die Bänke gestellt. Die Mutter schlief mit dem Kopf auf ihrer Handtasche, und die Hand des Vaters hielt den Griff des Koffers fest. Vor dem Fenster schlief jemand auf einer Luftmatratze.

Anna war zum Flughafen gekommen, weil sie es satthatte, in der U-Bahn zu übernachten und nie am selben Ort einzuschlafen und aufzuwachen. In den neuen U-Bahnen waren außerdem Lautsprecher installiert, die das Schlafen unmöglich machten. Als ein Gast des Nachtasyls erwähnt hatte, am Flughafen könne man zu jeder Tages- und Nachtzeit gut schlafen, hatte Anna beschlossen, es einmal auszuprobieren.

Noch immer standen dieselben Schlangen vor den Schaltern. Eine junge Frau kam mit ihrem Koffer aus der Toilette gerannt und packte Zahnbürste und Handtuch wieder in ihren Rucksack. Die Durchsagen gingen weiter, die Reklametafeln drehten sich, das Personal lächelte.

Fünf Engländer mit Umhängetaschen kamen herein. Sie trugen Fußballtrikots und suchten lautstark nach der nächsten Bar.

Das Mädchen, das die Zahnbürste eingepackt hatte, wischte sich mit einem Erfrischungstuch übers Gesicht.

Eine arabische Mutter trat mit ihren sieben Söhnen durch die Gleittüren. Sie ging voran, die Jungen trugen ihr das Gepäck nach. Als Letztes kamen die Schwestern oder Ehefrauen. Die älteste Schwester hatte eine Videokamera geschultert, mit der sie die Mutter filmte.

Anna folgerte, dass es Morgen war. Sie stand auf und überließ die Bank einem müden Amerikaner, der sofort die Schuhe auszog und sich hinlegte, mit seinem Lederhut als Kopfkissen. Anna beschloss, auszuprobieren, auf dem Flughafen zu gehen. Sie folgte dem Menschenstrom auf die Rolltreppe, setzte ihren Weg in der nächsten Etage fort und kehrte in einem anderen Strom in die Abfertigungshalle zurück. Diese Gänge waren für das Gehen gemacht, stellte Anna fest. Es ging sich leichter, wenn alle um einen herum auch gingen. Sie wünschte sich, sie hätte Gepäck dabei.

Am zweiten Tag fand sie am Rand des Parkplatzes einen leeren Koffer. Sie ging wieder ins Terminal 1, nahm sich einen Wagen, stellte den Koffer darauf und schob los. Sie ging ins zweite und ins dritte Terminal, kaufte sich im letzten Zahnbürste und Zahnpasta und machte ihre Morgentoilette. Dabei lächelte sie den Japanerinnen zu, die sich vor dem

Spiegel die Gesichter abwischten. Dann ging sie weiter, lernte den Bahnhof des Flughafens kennen, das U-Bahn-Terminal, den Gebetsraum, die Restaurants im oberen Stockwerk, die Stahlskulptur in Terminal 3, die Laufbandgänge, von denen einer auf den anderen folgte.

Die ganze Welt strömte durch Heathrow hindurch: Kontinente, Temperaturen, Hautfarben und Sprachen. Jeder wanderte mit einem gleichartigen Ticket in der Hand durch eine der Türen herein und durch eine andere hinaus. Anna fand es großartig, dabei zu sein, das Gefühl zu haben, sich auf einer Reise irgendwohin zu befinden, von irgendwoher zu kommen, die ganze Welt vor sich zu haben, bloß eine Türöffnung entfernt. Sie nahm am Rand an verschiedenen Ereignissen teil, zum Beispiel an den Heimkehr- und Wiedersehensfeiern, die sich in der Ankunftshalle ständig wiederholten. Womöglich würde auch jemand zu ihr kommen, mit ausgebreiteten Armen, den Wagen voller Gepäck, auf sie zurennen, sich ihr in die Arme werfen. Sonnenverbrannte Haut, schlechter Atem nach einer Nacht im Flugzeug, langer, zärtlicher Kuss. Oder aber sie war selbst auf dem Weg nach Hause. Vielleicht war ihre Reise nun zu Ende, das Geld aus, die Mitbringsel in der Tasche. Noch stöberte sie in den Regalen des Souvenirladens. Sollte sie doch einen Wachsoldaten mit Fellmütze oder einen roten Bus kaufen, ein T-Shirt oder Schokolade? Zum Spaß kaufte Anna einen Stoß Postkarten und schrieb Grüße darauf.

Am dritten Tag traf sie einen jungen Mann, der sich mit seiner Tasche ihr gegenübersetzte und sagte:

»Ich hab dich gestern schon hier gesehen.«

Seine Tasche zierten Aufkleber, und er hatte einen Brustbeutel umhängen. Er hatte sich einen Tag nicht rasiert und aß ein Brötchen, das in Plastikfolie eingewickelt war. Anna reagierte nicht.

»Das macht nichts, ich wohne auch hier«, fuhr der Mann fort. »Wie lange bist du schon am Flughafen?«

»Drei Tage«, antwortete Anna. »Oder vielleicht vier. Hier kommt man mit der Zeit ein bisschen durcheinander.«

Der Mann nickte: »Bei dem einen ist immer Morgen, bei dem anderen Nacht.«

Er nahm eine Wasserflasche aus der Tasche und trank einen Schluck.

»Ich wohne hier seit einem halben Jahr. Ab und zu wechsle ich das Terminal, aber meistens bin ich hier im ersten. Zwischendurch gehe ich für einen Monat ins zweite, damit mich die Aufseher wieder vergessen. Der Koffer ist gut«, sagte der Mann und machte eine Kopfbewegung in Richtung von Annas Gepäck. »Und man muss die Kleider sauber halten. Man fällt schneller auf, wenn man anfängt, schäbig auszusehen. Das da drüben ist übrigens Ali«, sprach der Mann weiter und deutete auf einen bärtigen Araber, der Zeitung las. »Er ist seit mehr als einem Jahr hier. Wir sind nicht oft zusammen unterwegs, da wird man zu leicht erkannt. Ali schläft im Gebetsraum. Sie wagen es nicht, ihn zu wecken, obwohl man dort nicht schlafen darf. Er sieht so fromm aus in seinem Gewand.«

Anna betrachtete die Leuchttafeln. Zig Städte, Uhrzeiten, Gates, Flugnummern. In gleichmäßigem Takt verschwand die oberste Stadt auf der Liste, und die übrigen Städte rückten eins nach oben. Ein Schwarzer kam vorbei und schob an die dreißig Gepäckwagen vor sich her.

Dann erinnerte sich Anna an die Kinder. Sie stand auf,

verabschiedete sich von dem Mann und ging zur Fensterfront, wo man den Starts und Landungen der Flugzeuge zuschauen konnte. Die Kinder standen in einer Reihe, sechs kleine Nasen drückten sich an die Scheibe. Anna legte den beiden äußeren die Hände auf die Schulter und blieb so stehen. Gemeinsam beobachteten sie, wie eine Schweizer Maschine die Tür schloss und der Startbahn entgegenrollte.

Als die Maschine um die Ecke verschwunden war, beschloss Anna, dass es jetzt Zeit war. Zeit, sich zu verabschieden; sie war ja als Begleitung mitgekommen. Die Reise hatte lange gedauert, und für die Kinder war es Zeit, nach Hause zu kommen. Nach Hause. Die Kinder durften nach Hause.

Anna vergewisserte sich, dass alle auf der Toilette gewesen waren, keines Durst oder Hunger hatte, alle lange genug die Flugzeuge angeschaut hatten. Dann befahl sie ihnen, auf den Gepäckwagen zu steigen, setzte Viu Viu, das Kleinste, in den Korb und schob die Kinder zu den Abfluggates.

Dort angekommen, verteilte sie die Postkarten an die Kinder und drückte eines nach dem anderen an sich.

»Ist zu Hause Sommer?«, fragte Eino Oskari.

»Ja, zu Hause ist Sommer. Genauso warm wie hier.«

»Können wir schwimmen gehen?«

»Ja, das könnt ihr.«

»Warum kommst du nicht mit, Mama?«

»Ich gehe noch ein bisschen spazieren. Aber dann komme ich.«

»Mama, kann man zu Hause in den Komposteimer pinkeln?«

»Ihr pinkelt ins Gebüsch.«

»Aber wenn es regnet?«

»Dann pinkelt ihr auf der Veranda übers Geländer. Da kommt der Regen nicht hin.«

»Die Mädchen pinkeln in den Topf!«

»Ist es zu Hause warm?«

»Ja, zu Hause ist es warm. Und der Wind ist genau richtig, nicht zu stark und nicht zu schwach.«

Anna drückte die Kinder erneut an sich, alle sechs kleine Knäuel, aus Teig entstanden und in der Schokoladenschublade gefunden, als Balkonblume gesprossen und dem Sofakissen entwachsen. Sie sah zu, wie die Kinder durch den Metalldetektor gingen, mit den Postkarten in der Hand, mit Annas guten Wünschen und einem leeren Koffer im Gepäck, und in den Wind der Welt zurückkehrten.

Teil V

42

In der Nacht wachte Anna voller Entsetzen auf. Im Bett nebenan schnarchte Frau Kuronen, und Anna begriff nicht, warum man sie in ihrer eigenen Wohnung nicht in Ruhe schlafen ließ. Wer hatte die Kuronen überhaupt hergebracht? Sie nahm die Uhr vom Nachttisch, aber sie war wieder einmal kaputt. Anna schüttelte sie und suchte dann in der Schublade nach anderen Uhren. Mit Sicherheit hatte sie eine Armbanduhr. Es waren doch wohl keine Diebe hier? Wie sah die Armbanduhr noch mal aus?

»Tick, tick, tick, tick«, murmelte Anna sicherheitshalber.

Sie stand auf und zog die Hose an. Das ging schwer, denn sie trug bereits eine Hose. Erstaunt musterte sie das fremde Kleidungsstück. Wer schlief denn in Hosen? Anna zog die Hose aus und fand darunter noch eine. Kein Wunder, dass sie so schwitzte. Sie zog alle Kleider aus und legte sich nackt wieder unter die Decke. Jemand zog ihr Sachen an, während sie schlief. Diese verflixten Inder! Bald würden sie ihr Restaurant schließen und die Metalltreppe zum Scheppern bringen. Stundenlang würde man noch die Wärme des Ofens spüren, und wenn man das Fenster öffnete, würde die Klimaanlage rauschen.

Zum Glück gab es im Boot eine Rettungsweste. Anna zog

sie an und fühlte sich sofort sicherer. Die Weste roch auf ganz besondere Weise nach abgenutztem Kunststoff. Die Trillerpfeife steckte in der Tasche. Sie nahm einen Gurt der Weste in den Mund und nuckelte daran, wie sie es schon als Kind getan hatte. Es schmeckte auch so wie damals. Man konnte darauf herumbeißen, so fest man wollte, ohne dass es schadete.

Das Boot fuhr los. Anna hielt sich am Rand fest und begriff, dass die Ruder verschwunden waren. Es mussten immer drei im Boot sein, hatte man ihr schon als Kind beigebracht, aber jetzt war kein einziges mehr da. Wer hatte das Boot ins Wasser geschoben, ohne die Ruder zu zählen? Na, Hauptsache, sie kam über den Sund, die Richtung spielte keine so große Rolle.

Wenn sie nur über den Sund kam. Anna hielt nach dem großen Stein im Sund Ausschau, aber bei diesem Wetter sah man nichts. Sie konnte zwei andere Steine erkennen, irgendwo dort links musste er sein. Das Boot schaukelte mit den Wellen, und Anna packte das Entsetzen. Würde das Boot gegen den Sundstein schlagen und kentern? Die Angst schlug ihr auf die Brust und wurde von einer Welle in den Magen gedrückt. Das heißt, nein, sie war schon immer dort gewesen, in Annas Brust oder Bauch, aber zwischenzeitlich gärte sie nur still vor sich hin. So wie das Magma in einem Vulkan. Sie war rot und heiß und brach ab und zu aus, erfasste den Atem und brachte Anna zum Schwitzen und Luftschnappen wie bei einem Asthmaanfall. Man hatte ihr ja auch Medikamente verordnet. Aber wenn sich unter der Stadt Hamina doch ein Supervulkan verbarg? Unmöglich war das nicht. Warum hatte sie immer etwas anderes beteuert? Woher wollte sie das wissen?

Anna traute sich nicht mehr, aufs Meer zu schauen. Sie saß im Boot auf dem Boden und hielt sich an der Mittelducht fest. Das Boot drehte sich seitlich in den Seegang, versank zwischen den Wellen und kam mit der Seite voran wieder heraus. Im Wellental spürte Anna die Wasserwände um sich herum. Dann krängte das Boot, es kippte, kippte, kippte fast um, stieg auf eine Welle hinauf, stellte sich quer und fiel hinab. Anna schrie.

Eine Schwester kam ins Zimmer und schaltete die Nachttischlampe an. Sie streichelte Annas Hand und löste ihre Finger vom Bettrand.

»Jemand hat die Ruder mitgenommen«, erklärte Anna und hielt die Hand der Schwester umklammert.

»Dann ist es besser, ans Ufer zu kommen und etwas anzuziehen«, flüsterte die Schwester und half Anna wieder in den Pyjama.

»Es war so heiß, jemand hat mir das angezogen, das da, wie heißt das? Du weißt schon. Hat mir das angezogen.«

»Der Pyjama reicht. Mehr brauchen wir nicht anzuziehen.«

»Das hat aber auch geschaukelt.«

Dann deckte die Schwester Anna zu, gab ihr eine Einschlafpille und knipste die Nachttischlampe aus.

Bald würde es dunkel werden. Früher oder später würde es sehr dunkel werden, und dagegen konnte Anna nichts tun. Die Worte verschwanden, die Erde rieselte, und die Steine kollerten. Da waren Gesichter, da waren Stühle, was immer da auch war, neuerdings war alles so schwierig. Man musste in den Löchern suchen und sich die Namen überlegen, doch auch das war es nicht. Aber es war sehr traurig.

43 Das Zimmer im Krankenhaus verwandelte sich. Immer wieder bewegte ein zarter Windhauch die Vorhänge und veränderte die Muster, durch die Anna die Welt sah. Vielleicht war das Gewebe im Lauf der Zeit dicker geworden. Vielleicht ging heutzutage nur mehr Wind, und die Bewegung des Vorhangs war schwerer vorherzusagen.

Nicht immer hatte Anna die Kraft, wenigstens zu versuchen, alles zu verstehen, was um sie herum passierte; mal gelang es, die Teilchen zu sehen und ihre Bedeutung zu erfassen, und mal nicht.

»Nach Hause! Ich will nach Hause!«, weinte jemand auf dem Gang.

»So ist es«, stellte die Kuronen fest.

Die Aufbruchstimmung steckte an, und auf einmal wollte die ganze Station nach Hause. Aus jedem Zimmer kamen alte Frauen mit gepackten Koffern und suchten ihre Schuhe. Einige gingen bloß unruhig auf und ab, offensichtlich von den Ereignissen mitgerissen, ohne konkreten Plan.

»Zu Hause schreit der Hund«, erklärte eine.

»Auf direktem Weg, auf direktem Weg«, sagte eine andere immer wieder.

»Aha, Zeit, nach Hause zurückzukehren«, sagte Frau

Maasola, die sofort auf den Gang gekommen war, als sie hörte, dass dort etwas vor sich ging. Sie hatte eine Sporttasche über der Schulter und eine Lesebrille auf der Nase und marschierte entschlossen auf den Ausgang der Station zu.

Die Schwestern führten eine Flüchtige nach der anderen ins Bett zurück, sie hatten alle Hände voll zu tun, um die Lage zu beruhigen.

Wieso ist neuerdings alles so durcheinander?, fragte sich Anna. Alten Frauen wächst Fell, und sie reißen aus. Ich möchte gewöhnliche Tage haben. Gewöhnliche, langweilige Tage, Regentage, Morgenstunden mit dem Kaffeekessel, Zeitung lesen, Radionachrichten hören. Nicht diesen ganzen Aufruhr und dieses Geschrei, all die Ärzte und ständigen Verhöre. Die Wohnung muss auch verkauft werden.

Anna zog die Gummistiefel und den langen Regenmantel an und ging zum Brunnen. Ein Frosch hüpfte durchs Unterholz, er streckte seine Beine in alle Richtungen beim Versuch, sich auf einem Blaubeerzweig zu halten. Der Regen prasselte auf die Kapuze, und die Stiefel platschten in die Pfützen, die sich auf dem Weg gebildet hatten. Die Erde konnte das Wasser nicht mehr aufsaugen, Humus und Moos waren voll und quollen über wie ein Schwamm.

Im Brunnen hing der blaue Eimer, und im Eimer lagen Wurst, Milch, ein ungeöffneter Käse und eine Packung Quark. Anna nahm den Käse, ließ den Eimer wieder herunter und legte den Deckel auf den Brunnen.

»Regnet es noch?«, fragte sie den Arzt.

»Es ist den ganzen Tag klar gewesen.«

»Ich möchte so gern einen Regentag.«

Jetzt war sie an diesem Punkt der Geschichte angelangt.

Die Punkte waren in Teilchen zerfallen, aber Anna machte immer weiter. Das musste doch einen Sinn ergeben. Hätte sie bloß die Lesebrille bei sich. Anna betrachtete ihre Hände. Sie waren runzliger, als sie es in Erinnerung hatte. Beide kleinen Finger waren krumm, und durch die anderen Finger hindurch sah man das Licht. Die Hände einer alten Frau. Die Nägel waren gelb geworden und an der rechten Hand so lang wie nur was, denn die Hand durfte Anna nicht selbst schneiden.

Ich muss die Schwester darum bitten, dachte sie. An die Zehen kam sie auch nicht mehr heran. Hatten die überhaupt noch Nägel?

Sie schlug ihr Notizbuch auf. Jemand schrieb ihr Dinge hinein, an die sie sich erinnern sollte:

Zahnarzt, Gemüsesuppe, 12 Gläser Preiselbeermarmelade (4 Liter eingefroren), die Lampe im Flur (? Lauri), Spinatpfannkuchen.

Leena hat um 16.30 angerufen (Katze davongelaufen, Henri an der Polizeischule aufgenommen), schlecht geschlafen.

Post, Bibliothek (Rückgabe 13. 5.), Hühnersuppe, Leberwurst.

Hühnersuppe, die Lampe im Flur brannte (Lauri).

Hühnersuppe, Olli geht nach Frankreich, Apotheke (150 × 25 mg RIB).

Die gelbe Decke!

Im Zimmer standen sechs Betten. Anna war die Zweite vom Fenster aus gesehen, am Fenster lag Frau Kuronen und an der Tür Frau Maijala. Frau Kuronen schlief die meiste Zeit des Tages, wachte aber immer zum Essen auf und sagte danach: »Danke. Das Essen war gut und reichlich.« Dann schlief sie wieder ein.

Frau Maijala redete nicht viel, sie lag nur in ihrem Bett, das Gesicht tief im Kissen versunken, und starrte von dort hervor, ohne eine Miene zu verziehen. Manchmal hörte Anna nachts, wie Frau Maijala weinte. Sobald die Nachttischlampe eingeschaltet wurde, hörte sie auf. »Sollen wir das Licht anlassen?«, fragte die Nachtschwester, aber Frau Maijala starrte nur aus ihrem Kissen hervor.

Nach den Abendnachrichten beschloss Anna, der Sache mit dem Wohnungsverkauf nachzugehen, denn das belastete sie. Dass Lauri nur keine Dummheiten machte. Er war neuerdings dermaßen in Fahrt. Manche Leute eigneten sich einfach nicht dazu, in Rente zu gehen.

»Ich glaube, ich gehe ein bisschen spazieren«, erklärte Anna einer Schwester, die ihr entgegenkam.

»Ja, aber bleiben Sie hier auf dem Gang, weil Sie bald geduscht werden«, antwortete die Schwester und verschwand mit ihrem Wagen hinter einer Schwingtür. Anna begriff das nicht und stand wenig später im Treppenhaus, ohne sich zu erinnern, was sie getan hatte, bevor sie geduscht worden war. Zumindest musste sie sich jetzt nach dem Waschen anziehen. Sie ging den Bademantel holen. Dann beschloss sie, spazieren zu gehen.

»Ich habe Lust, ein bisschen zu gehen«, teilte sie einer jungen Frau in der Eingangshalle mit. Die junge Frau lächelte.

Frau Maasola kam herein und trat mit ausgebreiteten Armen auf Anna zu: »Wie schön, dass Sie kommen!«

Frau Maasola war eine von Annas Zimmergenossinnen, und sie hatte die Angewohnheit, jeden, der auf die Station kam, auf die gleiche Weise zu begrüßen. Im Zimmer fühlte sie sich nicht sonderlich wohl, sie trabte immer nur über die zwölf Gänge der Station und umarmte die Leute. Anna ärgerte sich über dieses Benehmen. Mit welchem Recht eignete sich Frau Maasola alle Besucher an? Außerdem wollten nicht alle umarmt werden. Lauri zum Beispiel. Aber Lauri kam auch nie zu Besuch, was spielte es da für eine Rolle.

Auf der Eingangstreppe zog Anna den Bademantel enger zusammen und ging dann den Hügel hinunter. Der Wind hatte etwas Frühlingshaftes, und in den Bäumen sah man schon kleine grüne Mäuseohren. Sie hüllten die Birkenzweige in einen zarten Flor. Die Erde fühlte sich allerdings noch kalt an, als wäre der Asphalt gefroren, und hier und da standen Pfützen. Die Ärzte wussten auch nicht alles, dachte Anna. Es hatte doch gerade erst geregnet.

An der Ampel bog sie links ab. Erst vor ihrem Haus merkte sie, dass sie nur Pantoffeln an den Füßen und den Schlüssel nicht dabeihatte.

»Verflixt«, murmelte sie und überlegte kurz, was sie tun sollte, falls ihr Rauni Elstelä an der Schaukel entgegenkäme. Vielleicht war es besser, sich vom Hof fernzuhalten. Stattdessen beschloss sie, im Nachbarhaus in den ersten Stock hinaufzusteigen, denn von dort aus konnte man in ihr Wohnzimmer blicken.

Die Tür des Lüftungsbalkons ging leicht auf. Anna hielt sich am Geländer fest und reckte sich. Da drüben auf der anderen Straßenseite war ihr Zuhause.

Die Vorhänge waren offen, wegen der Blumen konnten sie nicht zubleiben. Eeva hatte versprochen, die Blumen einmal die Woche zu gießen. Im Wohnzimmer schien alles wie immer zu sein, an der Wand hing der blau-rote Knüpfteppich, und hinter der Couch sah man das Ende des Regals. Der Sessel stand vor dem Fernseher, sogar die Fernbedienung auf dem Couchtisch konnte man gerade so erkennen.

»Wenigstens ist noch niemand eingezogen«, dachte Anna, als sie dort stand. Sie stellte sich vor, wie das Zimmer aussah, wenn Licht brannte und sie im Sessel saß. Die gelbe Wolldecke über den Knien, das Fernsehprogramm neben sich, die Teetasse auf der Armlehne. Oder wie sie in die Küche tappte, die Tasse ausspülte, einen Schuss Milch hineingab und heißen Tee aus der Kanne darübergoss.

Die Kälte kroch in die Gelenke, sie hätte einen Mantel gebraucht. Anna verließ den Lüftungsbalkon, kehrte auf die Straße zurück und schlug den Weg zur Ampel ein. Ihre Füße waren klitschnass.

»Verflixt«, murmelte sie, als ihr erneut klar wurde, dass sie in den Krankenhauspantoffeln ins Freie gegangen war. »Da werde ich mir wieder was anhören müssen.«

Dann bemerkte sie den Krankenpfleger, der den Hang heruntergelaufen kam und ihren Namen rief. Anna blieb stehen und wartete.

»Wollen wir nicht wieder zurückgehen?«, sagte der Pfleger und nahm Anna in den warmen Arm. »Der Kaffee wartet auch schon.«

»Na, wenn der Kaffee wartet«, antwortete Anna und ließ sich zurückführen. »Ich habe schon wieder die Pantoffeln angelassen.«

»Sobald wir drin sind, ziehen wir trockene Strümpfe und Pantoffeln an«, versicherte der Pfleger.

»Saunatag«, lächelte Anna. Dann deutete sie auf ihre Fenster: »Zu Hause war alles an seinem Platz.«

»Gut, gut. Gehen wir weiter, damit uns warm wird.«

»In der Schublade im Flur wären Angorastrümpfe. Ich meine bloß, weil es so kalt war.«

»Wir können Ihren Bruder oder Ihre Schwägerin bitten, sie morgen mitzubringen.«

Anna blieb stehen und sah den Pfleger grimmig an.

»Die besuchen mich nie. Ich schäme mich richtig, weil nie jemand kommt.«

»Aber, aber, die kommen doch jeden Tag zu Ihnen.«

»Ich habe sie gebeten, mir die gelbe Wolldecke mitzubringen, aber die haben sie bestimmt auch verkauft.«

»Die Decke ist da, auf dem Stuhl neben dem Bett.«

»Was weg ist, ist weg.«

Anna schaute noch einmal zu ihrem Fenster. Die Vorhänge hingen genau richtig, in gleichmäßigen Falten rechts und links der Scheibe. Wenigstens darüber konnte man sich freuen. Anna tätschelte zum Dank die Hand des Pflegers.

Nachdem Anna warme Kleider am Leib und zwei Tassen schwarzen Kaffee getrunken hatte, wurde sie von einer jungen Schwester wieder ins Bett gebracht. Frau Maijala starrte ausdruckslos unter ihrer Decke hervor, und Frau Maasola rief fröhlich: »Wie schön, dass Sie gekommen sind!« Dann umarmte sie die Schwester und Anna kräftig.

Anna legte sich ins frisch gemachte Bett, und die junge Frau deckte sie mit der gelben Wolldecke zu. Die Decke war durchaus brauchbar, auch wenn sie nicht ihr gehörte. Die waren schon geschickt, die versuchten alles. Die saubere Bettwäsche roch nach Krankenhauswaschmittel.

»Ruhen Sie sich jetzt ein bisschen aus, Sie haben angeblich eine ziemliche Runde gedreht«, sagte die Schwester und stand auf, um zu gehen. Anna hielt jedoch ihre Hand fest umklammert.

»Wo sind die Kinder?«, flüsterte sie.

»Welche Kinder?«

»Sind die Kinder nach Hause gekommen?«, wollte Anna wissen.

»Sie haben keine Kinder«, erwiderte die Schwester und tätschelte Annas Hand.

Dann trat eine zweite Schwester an Annas Bett, nickte der jungen Kollegin zu und beugte sich über Anna.

»Die sind zu Hause. Alle sechs sind nach Hause gekommen. Machen Sie sich keine Sorgen mehr um sie.«

Anna seufzte zufrieden. »Danke. Ich wollte mich nur vergewissern.«

Die Schwestern richteten Annas Kopfkissen und fingen dann an, das Bett von Frau Kuronen zu machen. Es war Mittwoch. Der Tag, an dem die Bettwäsche gewechselt wurde.

44

Anna hatte die Landschaft in Gefrierdosen aufbewahrt. Davon würde sie zehren, in kleinen Wortportionen. Vor allem im Winter, wenn es so wenig Licht gab.

Der blaue Eimer, die in der Sonne ausgebleichte rote Kelle, am Stiel die Abdrücke der Hundezähne.

Fünf Glockenblumen, eine Schnittlauchblüte, eine Pfütze mit vier Steinen. Ein Spinnennetz zwischen zwei Steinen.

Der vom Meer gewaschene Felsen, der schwarze Algenrand, eine Schnecke, ein Halm.

Der Ruf des Austernfischers.

Die Dunkelheit war bereits nahe, Anna begriff das sehr wohl. Auf die Staroperation musste man trotzdem warten. Anna ging den Gang hinauf und hinunter und öffnete aufs Geratewohl Türen. Manche Zimmer kamen ihr bekannt vor, in anderen hingen so viele Spitzenvorhänge, dass sie nicht einmal das Fenster sah. Die alte Frau war schon vorbeigegangen. Bald würde es dunkel werden, am Himmel dämmerte es bereits.

Immerhin kam Gott zu Besuch. Schwungvoll setzte er sich auf den Besucherstuhl neben dem Bett, erzählte Neuigkeiten und machte manchmal auch einen Scherz.

»Warum hast du so große Ohren?«

»Damit ich besser hören kann«, lachte Anna.

Gott streichelte Annas Wange und Stirn. Er hatte kühle, trockene Finger, und Anna war sich fast sicher, dass jemand sie als Kind genau so gestreichelt hatte. Ihr die Kühle auf die Stirn gelegt, sie über die Schläfe auf die Wange ausgedehnt, die ganze Wange in der Handfläche vergraben hatte.

»Hier liegt eine alte kranke Frau«, seufzte Anna. »Und vom Proviantkorb keine Spur. Vielleicht kommt noch jemand und frisst mich.«

»Kaum«, sagte Gott. »An dir ist nicht mehr viel dran.«

»Allerdings!«, lachte Anna. »Und von dem Essen hier gibt es keine zwei Sorten. Die werfen alles in den Mixer, jeden Tag denselben Brei. Ich kriege nichts anderes mehr herunter als Brei.«

Gott nahm Anna zum Rauchen mit auf den Balkon. Das war eine Angewohnheit von ihnen.

Anna schaute auf den Horizont hinter den Öltankern und dem Hafen. Noch sah man das Meer, aber wenn die Bäume Blätter bekamen, würde es aus dem Blick verschwinden.

»Es wäre schon schön, die Insel noch einmal zu sehen«, sagte Anna. »Bald wird sie hinter den Bäumen versteckt sein.«

»Ich habe im Hafen ein Ruderboot liegen«, sagte Gott.

Anna warf ihm einen Blick zu, und die Sonne blendete sie. Plötzlich spürte sie den Frühling am ganzen Leib. Er wärmte die Schultern, den Rücken, die Hüften und die Knie. Alles an Anna taute auf, und sie spürte, wie sich auch ihr Rückgrat streckte.

»Ich hole nur schnell meine Strickjacke«, hauchte sie.

45

Gott schob Anna im Rollstuhl durch die Stadt. Als sie an ihrem Haus vorbeikamen, bat Anna ihn, kurz anzuhalten, damit sie ihre Fenster überprüfen konnte. Niemand war zu Hause, die Zimmer waren dunkel. Anna seufzte und ließ Gott weiterschieben. Sie kam sich vor wie eine Königin, weil sie auf diese Weise durch die Stadt chauffiert wurde, und das Wetter war auch so frühlingshaft. Im Park blieben sie stehen, um sich die schwimmenden Vögel im Teich anzuschauen. Anna benannte sie: Stockente, Gänsesäger, Kanadagans, Höckerschwan, Lachmöwe, Silbermöwe, Schellentenmännchen, Zwergtaucher.

Sie kamen in den Hafen. Anna knöpfte die Strickjacke zu und wickelte sich die gelbe Wolldecke sorgfältiger um die Beine. Sie blickte auf den Wellenbrecher und stellte fest, dass sich der Wind legte. Gott schob den Rollstuhl neben das Haus des Kanuklubs. Auf dem Sand lagen fünf Ruderboote.

»Das hier ist mein Boot«, sagte Gott und deutete auf das größte Holzboot. Es war gerade erst von den Winterböcken genommen worden und duftete nach Teer und Kitt. Auch die Bodengitter waren frisch gestrichen. Die Bootsflanken waren nachgedunkelt und hatten einen warmen Farbton angenommen. Das Boot entsprach dem traditionellen flachen

Modell der Meeresruderboote. Auch ohne es auszuprobieren, wusste Anna, wie weich es durch die Wellen lief.

»Das ist aber ein prächtiges Boot«, seufzte sie.

»Ich habe es letzte Woche erst geteert«, sagte Gott zufrieden und strich über den Bootsrand. Dann schob er das Boot auf Rollen ins Wasser, kehrte zum Rollstuhl zurück und reichte Anna die Hand.

Anna ging ans Ufer und hob mit Gottes Hilfe ein Bein über den Bootsrand, zuerst das eine, dann das andere. Gott richtete ihr auf der hinteren Ducht zwischen Rettungswesten und Netzschwimmern ein weiches Nest ein und zog aus der mittleren Ducht eine zusätzliche Wolldecke heraus, die er Anna umlegte. Dann setzte er das Boot in Bewegung und stieß es mit den Rudern ins Tiefe.

»Gut gekittet«, sagte Anna und betrachtete die Bretterritzen. »Es leckt überhaupt nicht.«

Sie ließ den Kopf auf die Rettungswesten sinken und machte die Augen zu. Die Sturmmöwen schrien, und weiter weg konkurrierten die Flussseeschwalben um die Brutplätze auf den kleinen Felseninseln. Als sie den Wellenbrecher erreichten, blies der Wind ganz leicht. Gott war ein kräftiger Ruderer, und Anna genoss die Züge, die ihr einen kleinen Ruck versetzten. Als das Boot in Fahrt kam und Gottes Ruder den richtigen Rhythmus fanden, glitt es durchs Wasser, wie es sich für ein ordentliches Holzboot gehörte.

»Aufwachen, Anna«, rief Gott, als hinter der Landzunge die Südspitze der Insel sichtbar wurde. Anna setzte sich auf und schaute auf die vertraute Uferlinie. Um den Nadelwald herum breiteten sich flach die von der Eiszeit glatt geschliffenen Felsen aus, und wo sie sanft abfielen, rollten die Wellen hinauf. Anna zählte die Steinbrocken am Ufer – sie waren noch alle da. Eine Gänsesägerbrut schwamm im Inneren der Bucht. Anna kniff die Augen zusammen und zählte die Jungen: neun. So, wie es sich gehörte. Neun Eier passten unter ein Weibchen, nicht eines mehr.

»Die Sturmmöwen sitzen auch auf ihrem Stein«, lächelte Anna und deutete auf das Geröll am Saunaufer, wo eine Möwe brütete.

Das Boot berührte leicht den Saunafelsen. Gott sprang heraus, zog den Bug an Land und watete zum Heck. Er nahm Anna auf den Arm wie eine Braut und trug sie ans Ufer. Dort stand sie, mit der Wolldecke über den Schultern, und sah zu, wie Gott das Ruderboot richtig auf den Felsen zog.

»Dass ich mir aber auch keinen Gehstock ausgeliehen habe!«, sagte Anna und schaute skeptisch auf den Pfad, der von der Sauna zum Haus führte.

»Wir haben es nicht eilig. Wir gehen so schnell, wie du es schaffst«, antwortete Gott und bot ihr seinen Arm.

Anna stand noch einen Moment da, schloss die Augen und lauschte. Das war ihre Insel. Erlen, Steine, Buchfinken, Gräser.

»Stell dir vor, da bin ich doch noch mal hergekommen«, sagte Anna und ging dann langsam auf das Haus zu.